大展好書　好書大展
品嘗好書　冠群可期

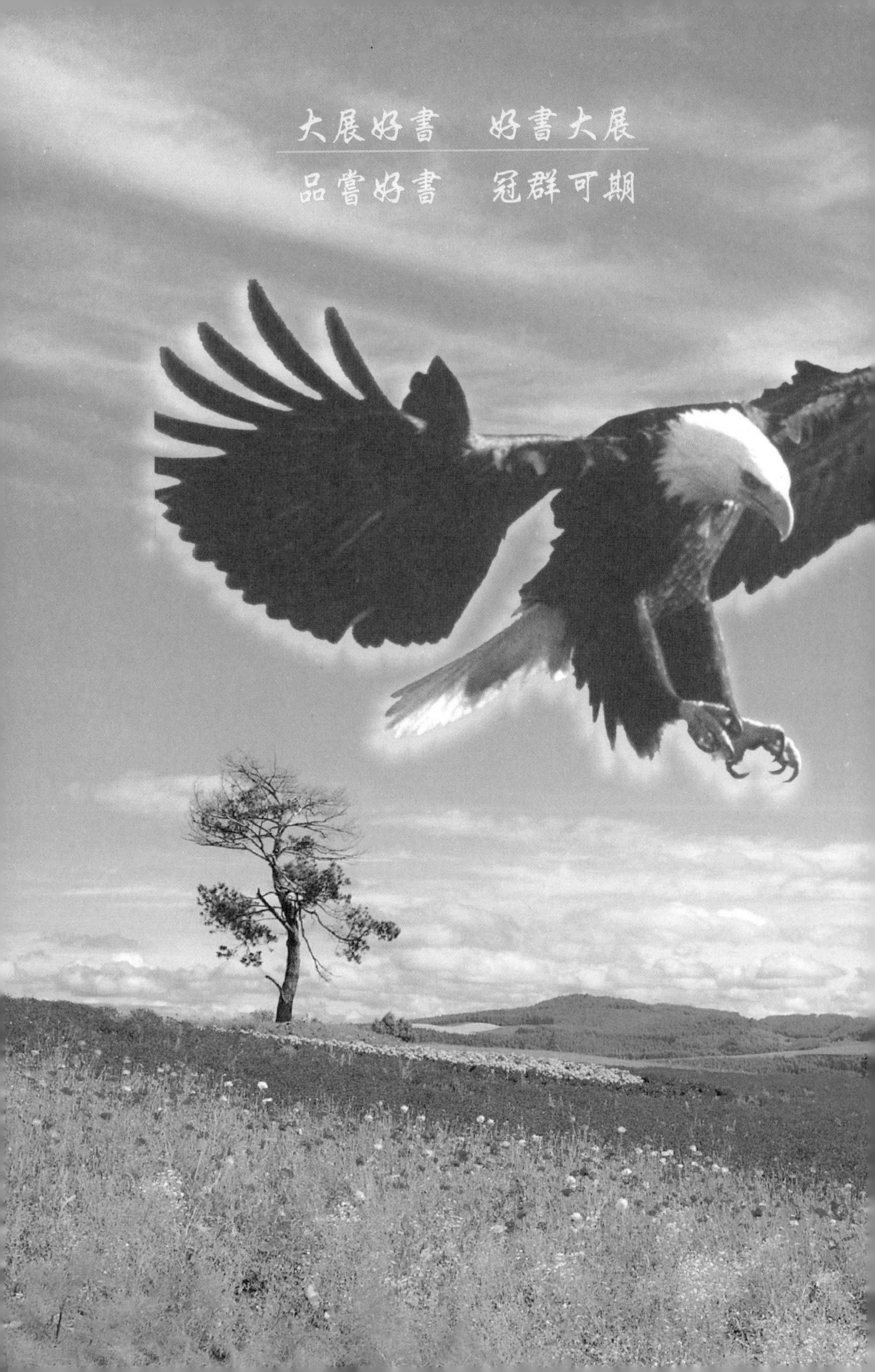
大展好書　好書大展
品嘗好書　冠群可期

健康加油站10

膽固醇、中性脂肪健康診療

中村治雄
奈良昌治 著

李久霖 譯

大展出版社有限公司

前言

接受健康檢查後，一旦醫生告知膽固醇或中性脂肪值「較高」時，到底有多少人會開始注意自己的健康呢？

答案是「十人中只有三人」。

事實上，並不是只有這些人的健康出現了問題。雖然年輕人佔的比例較低，但是到了四十、五十歲層時，十人中約有六人的「健康亮起紅燈」。這是根據日本厚生勞動省公布的資料（「一九九九年國民營養調查」）而得知的事實。

本書將為各位詳細解說膽固醇與健康的關係，介紹正確的治療與預防方法，避免因為動脈硬化而導致缺血性心臟疾病或腦中風等嚴重的後果。

發生危險狀態之前，適當的自我預防法最重要。發現「數值較高」時，立刻注意飲食並且多做運動，就能夠恢復健康。希望讀者們都能參考本書，親自設計一套恢復健康的生活方式。

目錄

第2章　膽固醇值持續較高的狀態會導致何種情況

第3章　膽固醇值為什麼會太高

第4章 如何使數值恢復正常

第5章 需要利用藥物治療時

第1章

「膽固醇較高」是指何種狀態

健康檢查調查的血液中膽固醇分為三種

一般的血液檢查，會調查血清脂質中的總膽固醇值（TC）、中性脂肪值（TG）與HDL－膽固醇值。也有可能加上LDL－膽固醇值。

⊛血中脂質異常增加，就是高血脂症

人體內的總膽固醇量大約為一〇〇～一五〇g。大都存在於腦、神經與肌肉等處。血中總膽固醇量不到其中的一成，只佔五～十g而已。

所謂的高血脂症，是指血液（血清）中的脂肪（脂質），尤其是膽固醇或中性脂肪，或兩者的量都較高的狀態。如果放任不管，會導致動脈功能降低，引起動脈硬化。

國人死因中的三分之一，都是與動脈硬化有關的循環系統疾病，而主要原因就是高血脂症。

高血脂症與生活習慣息息相關。隨著飲食生活的歐美化，國人的脂肪攝取量持續增加。一九九三年的脂質攝取量，已經超過從各營養素所攝取到的熱量中脂肪佔

高血脂症的診斷標準		
血清脂質的種類	異常值（範圍）	正常值（範圍）
總膽固醇（TC）	200mg／dℓ以上	200mg／dℓ以下
中性脂肪（TG）	150mg／dℓ以上	150mg／dℓ以下
HDL－膽固醇	40mg／dℓ以下	40mg／dℓ以上
LDL－膽固醇	140mg／dℓ以上	120mg／dℓ以下

總熱量二十五％的健康標準，而且數值還在持續上升中。與此成正比的，就是生活習慣病高血脂症的患者持續增加。

高血脂症的診斷標準是總膽固醇值（TC）、中性脂肪值（TG）與HDL－膽固醇值等。LDL－膽固醇是經由計算求得，透過健康檢查就可以計算出來。

高血脂症的診斷標準如表所示。一般而言，一dℓ血清中的總膽固醇值為二二〇mg、中性脂肪值超過一五〇mg以上，就是會促進動脈硬化的高血脂症的標準。不過，即使總膽固醇值正常，其他的數值之一，或出現二項以上的異常值時，就可以判斷為「高血脂症」。高血壓、糖尿病、狹心症患者或抽菸者，標準必須要更嚴格。

高血脂症包括膽固醇值較高的「高膽固醇血

症」、中性脂肪值較高的「高中性脂肪血症」，以及兩者都較高的「高膽固醇・高中性脂肪血症」三種。

❗LDL-膽固醇值與HDL-膽固醇值

LDL-膽固醇與動脈硬化有直接的關係，許多專家都開始重視這一點。測定LDL-膽固醇較費事，必須要利用空腹時採集血液樣本以測量總膽固醇值、HDL-膽固醇值與中性脂肪值，計算出LDL-膽固醇值。

【LDL-膽固醇值＝總膽固醇值－HDL-膽固醇值－〇・二×中性脂肪值】

中性脂肪超過四〇〇mg／dℓ時會出現誤差，所以不能使用以上的公式。

重視LDL-膽固醇值的醫生認為，即使總膽固醇值為二二〇mg以上，但只要LDL-膽固醇值在一四〇mg以下時，就不算是高血脂症。必須要由主治醫生充分判斷與說明。

HDL-膽固醇太低會引起動脈硬化。四十mg／dℓ以下稱為低HDL-膽固醇血症，必須要接受治療。

總膽固醇的實態

雖然醫學界開始重視總膽固醇值相關問題，但遺憾的是，還有不太了解的部分。首先，一起來探討膽固醇具有哪些形態，以及哪一種形態較多才是危險狀態。

＊人體內的膽固醇分為游離型與酯型二種

脂蛋白的構造

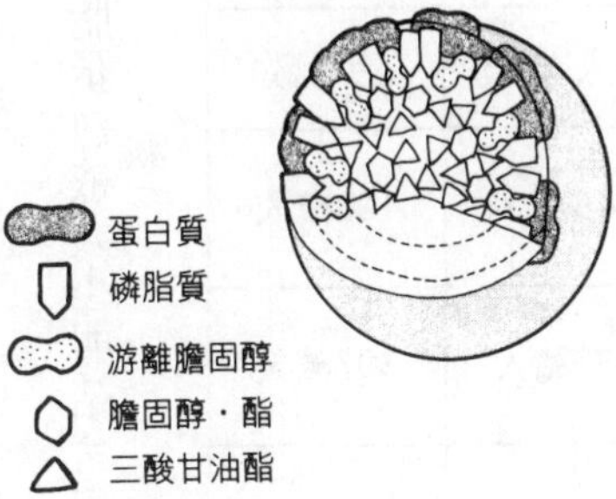

難溶於水的膽固醇或中性脂肪，附著於蛋白質或磷脂質上，成為脂蛋白，就能夠在血中移動

我們體內的膽固醇，分為由膽固醇本身游離出來的游離型膽固醇，以及與脂肪酸結合的酯型膽固醇二種。兩者合稱為總膽固醇。蓄積在體內或是在血中移動的膽固醇，大部分是酯型。

正如水和油無法混合一樣，血中的脂肪也無法混合。膽固醇（脂）能夠在血中移動，是因為被蛋白質和磷脂質包圍而變化成脂蛋白的緣故。

脂蛋白依大小與結合物質種類的不同，可以分為四種。

日本高膽固醇血症的患者數				
	年齡・性別	基礎調查	人口	患者數
男性	30～39歲	22.8%	848萬人	193萬人
	40～49歲	31.1%	987萬人	307萬人
	50～59歲	29.3%	781萬人	299萬人
	60～69歲	26.2%	545萬人	143萬人
	70～79歲	22.1%	381萬人	84萬人
女性	30～39歲	13.1%	836萬人	109萬人
	40～49歲	25.5%	986萬人	251萬人
	50～59歲	46.1%	805萬人	371萬人
	60～69歲	52.6%	643萬人	338萬人
	70～79歲	42.0%	601萬人	252萬人

(「循環系統疾病基礎調查」厚生勞動省、1990年)

⊛五十歲以上的人，三人中就有一人罹患高膽固醇血症

五十歲以上的人之中，每二到三人就有一人罹患高膽固醇血症。放任高膽固醇血症不管，會加速動脈硬化的進行，引發危險疾病，必須要注意飲食並且勤做運動，以能夠改善症狀。首先就是要了解本身的狀態。

❗阿樸蛋白的作用

脂蛋白表面的阿樸蛋白，具有使非溶性脂蛋白水溶化、提高脂肪分解酶的作用等重要的功能。

調查阿樸蛋白的種類和量，就可以了解與家族歷之間的關係和病態等。

❗膽固醇／酯比

對身體而言，膽固醇是不可或缺的物質，然而，數量太多時，會和脂肪酸結合而變成酯型，貯藏在血清中。血中的游離型膽固醇與酯型膽固醇的比率大致維持穩定，稱之為膽固醇／酯比。酯型膽固醇超出一定量時，會出現酵素障礙，引發動脈硬化、腦中風與心臟病等。

脂蛋白決定高血脂症的種類

脂蛋白能夠在血中移動，在體內會變換形態而循環。脂蛋白表面的阿樸蛋白與高血脂症的關係密切。變性的脂蛋白也會促進動脈硬化。

＊壞的LDL和好的HDL的作用有何不同

脂蛋白依大小和比重的不同，分為乳糜蛋白、超低比重脂蛋白（VLDL）、低比重脂蛋白（LDL）與高比重脂蛋白（HDL）四種。

膽固醇藉著其中的小型、比重稍低的LDL-膽固醇，沿著血管運送到末端組織中。而由末端組織回收運送到肝臟的則是小型、比重較高的HDL-膽固醇。

LDL-膽固醇會沉著於動脈壁，成為動脈硬化的原因，因此有「壞膽固醇」之稱。相反的，HDL-膽固醇則可以從動脈壁中取出膽固醇，故有「好膽固醇」之稱。

＊高血脂症分為五種形態，治療方法各有不同

基本上來說，高血脂症分為無法找出原因的「原發性高血脂症」，以及臟器的疾病或藥物所引起的「二次性（續發性）高血脂症」二種。前者又因總膽固醇的量與脂蛋白種類的不同，分為①乳糜蛋白異常、②ＬＤＬ異常、③ＩＤＬ（中間比重脂蛋白）異常、④ＶＬＤＬ異常、⑤ＶＬＤＬ與乳糜蛋白併發異常這五種形態。只要經由檢查了解形態別，就可以採取適當的治療法。

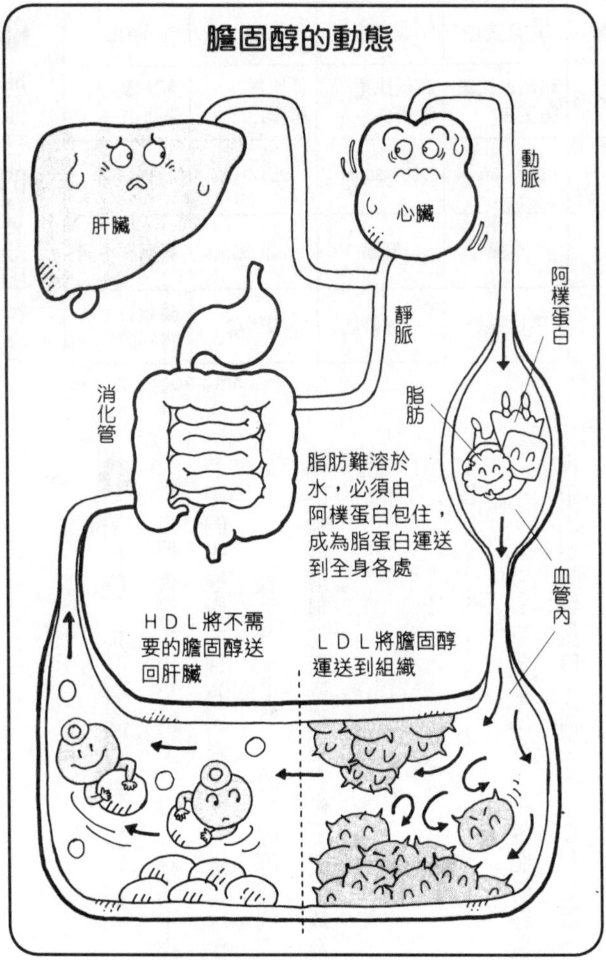

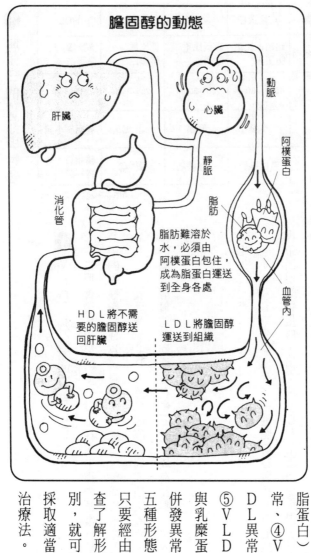

膽固醇的動態
肝臟
心臟
動脈
阿樸蛋白
靜脈
脂肪
消化管
脂肪難溶於水，必須由阿樸蛋白包住，成為脂蛋白運送到全身各處
血管內
ＨＤＬ將不需要的膽固醇送回肝臟
ＬＤＬ將膽固醇運送到組織

脂蛋白的種類與性質

脂蛋白的種類	乳糜蛋白	VLDL	LDL	HDL
根據比重決定名稱	超超低比重脂蛋白	超低比重脂蛋白	低比重脂蛋白	高比重脂蛋白
大小（直徑）	1000～80nm	80～30nm	25～2nm	12～8nm
製造的臟器	小腸	肝臟	肝臟	肝臟、小腸
較多脂質	中性脂肪	中性脂肪	膽固醇	磷脂質、膽固醇

1 nm＝10億分之 1 m

VLDL分解後成為LDL

由肝臟製造出來的VLDL在血中經由酵素分解，其中的中性脂肪成為游離脂肪酸送出，變成比重增大的LDL-膽固醇。LDL將膽固醇送到末梢組織時，多餘的膽固醇無法帶回而留在動脈壁，成為動脈硬化的原因。

IDL……VLDL中分解出來的中性脂肪在製造LDL的過程中出現的脂蛋白，稱之為IDL(中間比重脂蛋白)。加上IDL，則脂蛋白可以分為五種。IDL和LDL都是促進動脈硬化的原因。

LDL與HDL－膽固醇之外的促進動脈硬化的要素

促進動脈硬化的原因，包括LDL－膽固醇增加或HDL－膽固醇的減少。除此之外，根據最近的研究發現，LP（a）、小型乳糜蛋白與IDL等的影響也很大。

＊血管內的LP（a）增加，造成膽固醇蓄積

身體稍微出血時，通常會自然止血。血管破裂生成血栓就能夠止血。此外，因為動脈硬化，血管內側出現異常狀態時，也會製造出血栓來。

體內的血纖維蛋白溶酶（纖溶系酶）能夠溶解血栓，避免血栓殘留。

脂蛋白的同類LP（a）和LDL－膽固醇的構造類似，也很像能夠溶解血栓的血纖維蛋白溶酶的材料（**血纖維蛋白溶酶原**）的構造。LP（a）會鑽入利用血纖維蛋白溶酶原製造血纖維蛋白溶酶的系統，阻礙其製造。

血管內的LP（a）增加時，膽固醇容易蓄積在動脈，血管內容易生成血栓，導致動脈硬化而引發各種危險的疾病。LP（a）的血中濃度受遺傳的影響極大。

巨噬細胞的泡沫細胞化與動脈硬化

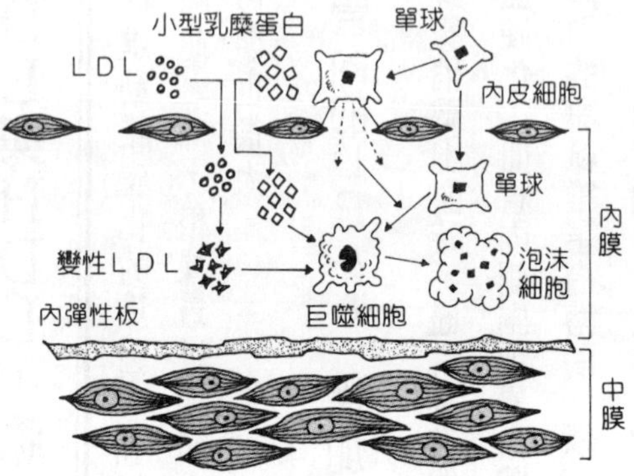

巨噬細胞吞食堆積膽固醇的ＬＤＬ或小型乳糜蛋白時，會變成泡沫細胞積存在血管壁內側，使得血管壁變厚且脆弱（動脈硬化）

⊛小型乳糜蛋白也會促進動脈硬化

乳糜蛋白中的小型乳糜蛋白，以及ＶＬＤＬ分解時產生的ＩＤＬ等，也會促進動脈硬化，必須注意。

小型乳糜蛋白蓄積了膽固醇而被**巨噬細胞**吞食時候，巨噬細胞會變成蓄積細小泡狀脂肪的泡沫細胞。

泡沫細胞較多時，血管壁內側就會出現動脈硬化的早期病變。

乳糜蛋白的小型乳糜蛋白含有五mg／dℓ以上的膽固醇時，就會促進動脈硬化。

脂蛋白的構造

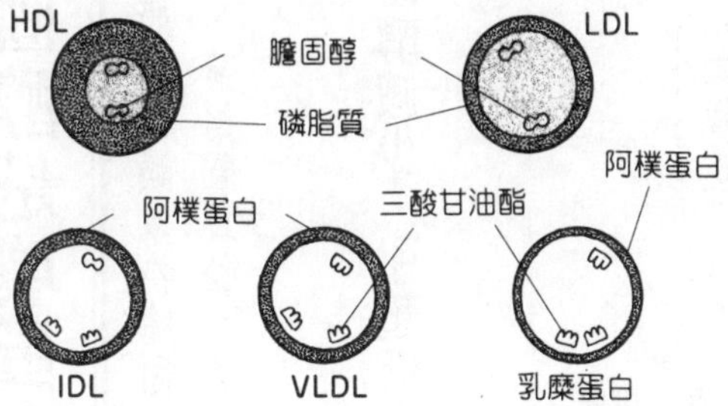

任何一種脂蛋白的表層膜，都是由阿樸蛋白與磷脂質所構成的，但是膜的厚度與負荷的內容不同。

血纖維蛋白溶酶原……

血纖維蛋白溶酶在一般的血漿中，幾乎都是以血纖維蛋白溶酶原的形態存在，必要時才會變成血纖維蛋白溶酶。

巨噬細胞……

白血球的一種，也稱為貪食細胞。會吞食細菌或異常細胞等異物而將其排除。

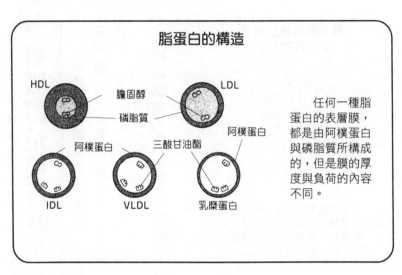

膽固醇是壞蛋嗎？在體內有何作用呢？

一般人都誤以為膽固醇是壞蛋，但事實上，膽固醇和磷脂質一起製造身體細胞、荷爾蒙或膽汁酸，是不可或缺的物質。身體一旦缺乏膽固醇就會失調。

⊛膽固醇減少，引起低膽固醇血症

膽固醇是製造細胞膜的材料，其量會影響細胞膜的硬度或強度等。體內的總膽固醇量太少時，細胞壁的材料不足，會造成血管脆弱，很難製造出紅血球而導致貧血。

膽固醇也是神經系統中訊息傳導物質的材料，一旦缺乏，就無法充分製造出傳導物質，使得神經細胞的功能減弱，出現頭暈或

膽固醇與磷脂質是細胞膜的材料

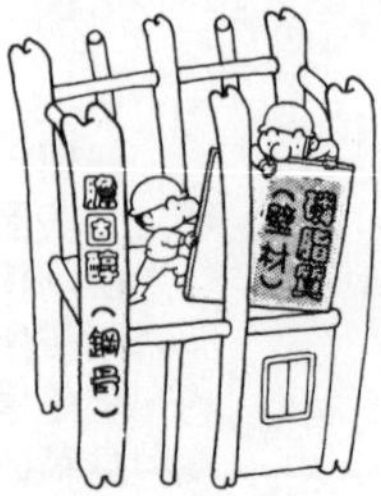

如果以建築物比喻細胞，則膽固醇就是鋼骨，磷脂質就是壁材。缺少鋼骨時，建築物會變得脆弱，同樣的，缺乏膽固醇時，細胞也會脆弱。

膽固醇是膽汁酸的材料

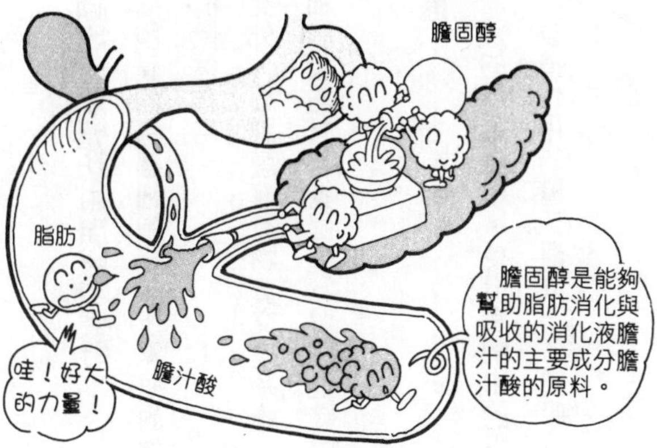

發麻等「低膽固醇血症」的症狀。

*荷爾蒙或膽汁酸的原料

腎上腺以膽固醇為原料，製造出荷爾蒙。除了承受壓力所需要的腎上腺糖皮質激素、調節水分需要的礦物質腎上腺皮質素等荷爾蒙之外，與膽固醇構造類似的男性荷爾蒙、女性荷爾蒙等物質，也稱為類固醇激素。

膽固醇是膽汁主要成分——**膽汁酸**的原料。膽汁則是幫助脂肪消化吸收的消化液，由肝臟製造出來，暫時貯藏在膽囊，從總膽管分泌到十二指腸。

膽汁酸以膽固醇為原料，肝臟一天可以製造出五百～一千mg。

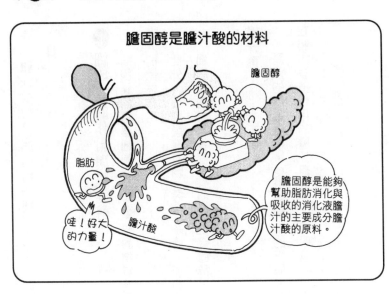

膽汁酸會使脂肪粒子變得細小，缺乏時，會造成脂溶性維他命A或E等的吸收不良。

❗細胞膜的作用與膽固醇

細胞膜能夠讓細胞代謝所需要的物質進入，同時排出不需要的物質，具有不讓妨礙物質進入的阻擋作用。

此外，細胞膜擁有物質交換系統，能夠避免細胞內的物質流出。

細胞膜的材料膽固醇為游離型膽固醇，能夠使物質交換系統順暢的發揮作用。

膽汁酸……………………………………

膽汁的成分之一。使得食物中的脂肪成分乳化而容易被吸收，也有助於維他命的吸收。

在腸內發揮作用的膽汁酸九十％被吸收，再度回到肝臟。

體內能夠合成膽固醇，由肝臟負責調整

膽固醇除了可以從食物中攝取之外，在肝臟和小腸中也可以合成。為了使總膽固醇量維持穩定，肝臟負責調節其合成與排泄。

㊟三分之二的膽固醇由肝臟和小腸合成

體內的總膽固醇量大約為一〇〇～一五〇g，每天會失去一～一．五g。為了加以補充，大約三分之二，也就是〇．七～一g在體內合成，剩下的三分之一則經由飲食攝取。

在體內合成的膽固醇中，六十～七十％是由肝臟和小腸製造出來的。合成的膽固醇量會因疾病、遺傳或年齡等的不同而產生變化，不過每天都會維持定量。

但是，小腸吸收食物中所含的膽固醇量具有個人差異。

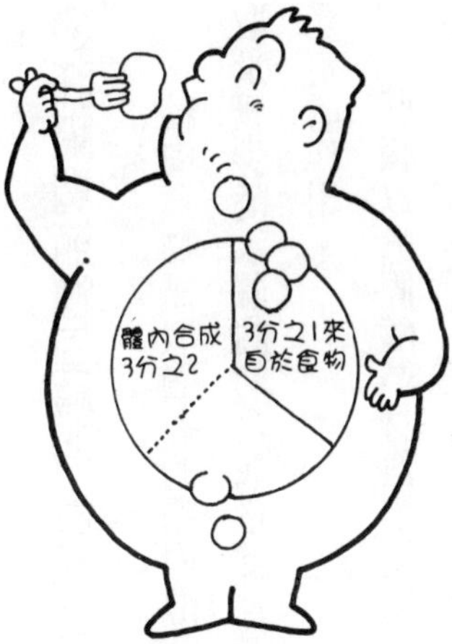

＊肝臟調節膽固醇的合成與排泄量

經由食物攝取過多的膽固醇時，體內的合成量就會減少。相對的，飲食中的攝取量減少時，體內的合成量就會增加。換言之，肝臟具有調節膽固醇量，使其保持穩定的作用。

肝臟以膽固醇為材料製造膽汁。當血中的膽固醇量增加時，膽汁酸的產量也會提高。亦即肝臟具有讓膽固醇變成膽汁酸而排泄掉的機能。

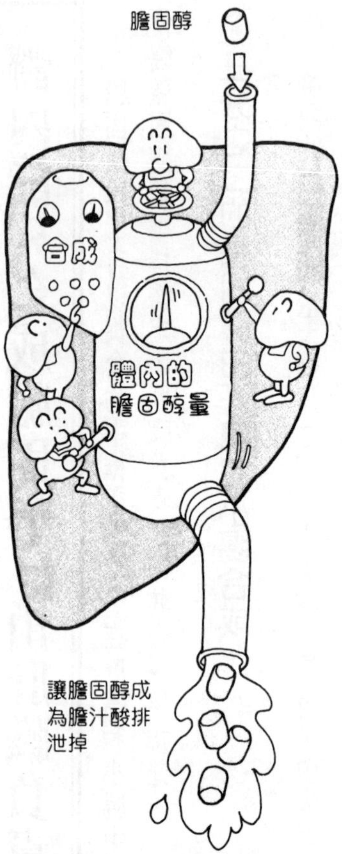

雖然肝臟會進行各種調節作用，但是習慣性的攝取過多的膽固醇，超出肝臟的調節界線時，血中的膽固醇值就會升高。

❶血中膽固醇的變動

健康者的膽固醇值大都維持在穩定的範圍內。但會因季節、年齡與檢查法等的不同而產生變化。檢查時，要仔細的詢問醫生。

•有男女差異

女性卵巢分泌的雌激素具有抑制膽固醇值的作用。

一般而言，在三十～四十五歲之前，男性的膽固醇值高於女性的。女性停經後，喪失荷爾蒙的作用，膽固醇值突然升高，變成與男性相同甚至超過男性。

•冬季的數值高於夏季

一般而言，十二～二月與七～八月相比，膽固醇值大約會高出一～二成。這是因為夏季高温多濕，一般人習慣吃清爽的食物所致。

•隨著年齡的變動

二十歲左右，男女的膽固醇值都正常，然後慢慢的升高。四十歲後會驟然升高，但是到了七十歲以後，就會自然下降。

•檢查法所造成的變動

檢查法與醫療設施的不同，也會使得膽固醇值出現差異。每次檢查的數值可能都不同。

膽固醇值「太高」時體內會出現何種情況

高膽固醇血症或動脈硬化慢慢的進行時，患者本人大都沒有自覺症狀，某日可能會突然面對死亡的威脅。膽固醇值太高的時候，體內會產生什麼變化呢？

＊變性LDL增加，引起動脈硬化

血中膽固醇量超過正常值時，LDL－膽固醇量也會相對的增加。

血中的LDL－膽固醇一旦氧化時，會與葡萄糖結合。另外，吸菸等化學物質的作用會使其變性，成為變性LDL。

LDL－膽固醇積存在血中的時間較長，或是量增加時，都會導致變性LDL增加。

LDL－膽固醇會通過「受體」這道關卡，進入全身的組織細胞中。其中一部分進入肝細胞，成為膽汁酸等的原料，使用之後排泄到膽汁中而結束循環。

變性LDL不會進入細胞中，而會和多餘的LDL－膽固醇一起隱藏在動脈內皮細胞的龜裂處。所謂的龜裂，是指血管壁內側的細胞無法緊密排列、形成縫隙的狀態，導因於壓力或吸菸等。

一旦變性LDL或LDL-膽固醇進入血管壁時，巨噬細胞為了吞食掉這些物質而聚集，結果，吞食的脂肪成為泡狀蓄積下來，使得巨噬細胞變成泡沫細胞而死亡。為了清掃泡沫細胞，其他的巨噬細胞再度聚集，結果又變成泡沫細胞而死亡，出現惡性循環。之後，血管壁的內側會慢慢的蓄積變性LDL、LDL-膽固醇與泡沫細胞等（動脈硬化的進行）。

這時，血小板也聚集而來，變成像粥一樣的狀態，稱為粉瘤。

當血管壁的內膜出現以上的變異時，製造中膜的平滑肌細胞，開始製造結締組織。結締組織因纖維化而增厚，最後中膜也變質，粉瘤溶入內膜，內膜受到侵襲而糜爛，這就稱為潰瘍。

膽固醇過剩時，全身都會出現動脈硬化。此外，血管潰瘍處如果有鈣沉著，則甚至會抑制血流（血栓）。

這種情況發生在心臟的冠狀動脈，就會引起狹心症，冠狀動脈完全被阻塞，就會造成心肌梗塞。發生於腦動脈，則會引起腦梗塞。出現在足動脈，就會引起間歇

動脈的構造與內皮細胞

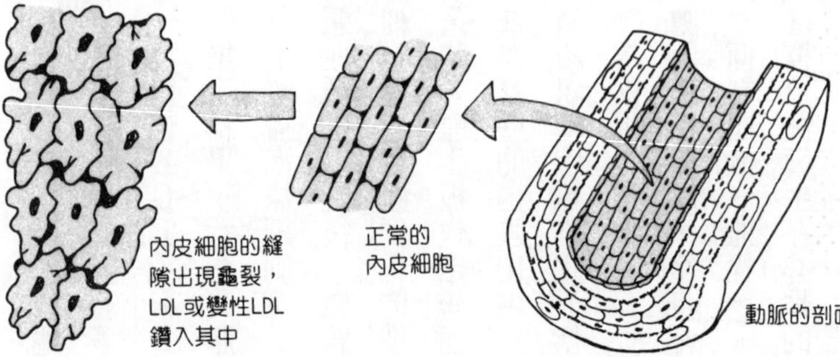

性跛行，甚至因為足細胞死亡而必須截肢。

因此，絕對不能輕忽高膽固醇血症。即使沒有症狀，但是，由於動脈硬化持續進行，所以隨時都有可能因為心肌梗塞或腦梗塞而突然倒下。

吸菸與高膽固醇

吸菸不僅會造成動脈壁龜裂，也會使得變性ＬＤＬ增加、負責清掃ＬＤＬ－膽固醇的ＨＤＬ－膽固醇減少。部分學者甚至認為，高膽固醇血症的元兇就是變性ＬＤＬ。

吸菸會導致變性ＬＤＬ增加。除了吸菸者本身之外，對於吸二手菸的人也有害。因此，高膽固醇血症者必須要戒菸，同時要拒絕吸二手菸。

檢查前幾天開始減少喝酒

總膽固醇值、中性脂肪值與HDL-膽固醇值等受飲食的影響極大。為了得到更正確的結果，檢查前的十二小時內必須絕食，同時從幾天前開始就要減少飲酒量。

＊飲食或喝酒會影響檢查結果

高膽固醇血症，通常是藉由血液檢查來進行診斷。健康檢查的血液檢查，通常包括總膽固醇值（TC）、中性脂肪值（TG）與HDL-膽固醇值等。以一dℓ血清中含有多少mg，也就是以mg／dℓ來表示。總膽固醇值由肝臟調節，一次的飲食影響不大，但是，中性脂肪值則受飲食內容與時間的影響極大，抽血的前一天要儘早吃完晚餐，檢驗當天不要吃早餐，上午進行抽血。

檢查的前幾天也要減少飲酒量。

＊早期發現很重要。擔心時就要及早去看內科

在高膽固醇血症的自覺症狀出現之前，如果動脈硬化持續進行，則可能會導致嚴重的後果。因此，早期發現、早期治療非常重要。

擔心動脈硬化的中高年齡層，只要積極的接受檢查，就可以避免危險。除了參加公司定期舉辦的健康檢查之外，大部分的醫院也都會進行高血脂症的檢查。

看診科別是內科。此外，糖尿病代謝科、內分泌科與循環器官科等專科也會進行這類的檢查。

❗檢查值「太高」時……

進一步接受有無併發症與疾病的檢查，同時要進行脂蛋白與阿樸蛋白等膽固醇相關物質的詳細檢查。

依數值的高低，主要的檢查項目包括調查動脈硬化的狀況與進行程度、心臟冠狀動脈的檢查、調查腦血管的腦動脈的檢查、容易引起動脈硬化的腹部主動脈與下肢動脈的檢查等。

檢查方法包括超音波、CT與MRI等。腦動脈檢查則是由眼科進行眼底檢查。

❗出現特別的症狀時……

高血脂症幾乎都是在無症狀的情況下進行，不過，有時也可以從特別的症狀中發現。例如，皮膚、眼瞼、肘關節、膝關節或手指關節等出現獨特的「黃色瘤」這種腫瘤。

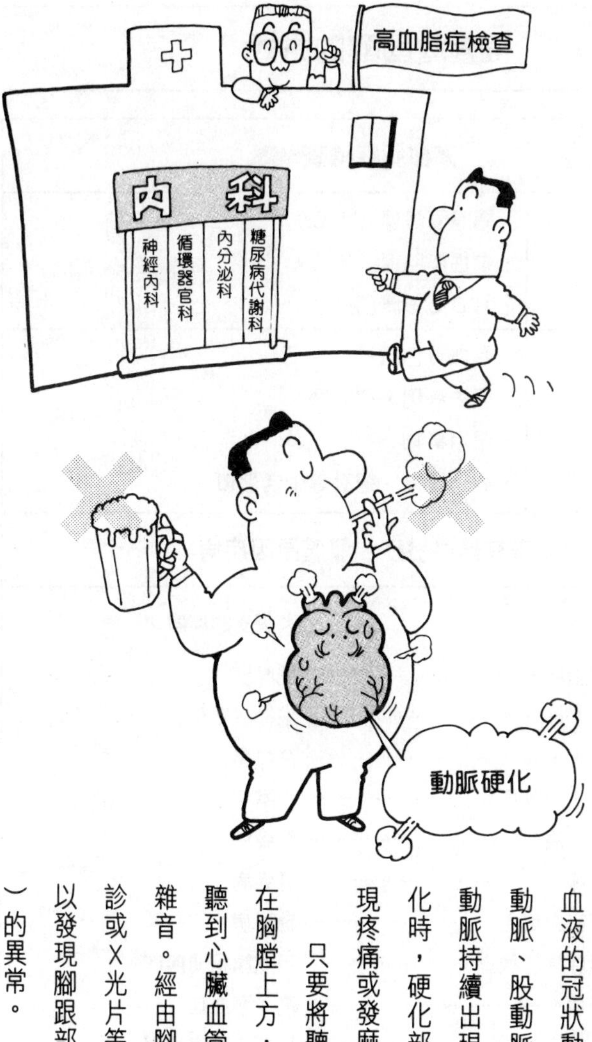

此外，供給心臟血液的冠狀動脈或腦動脈、股動脈等末梢動脈持續出現動脈硬化時，硬化部位會出現疼痛或發麻症狀。

只要將聽診器貼在胸膛上方，就可以聽到心臟血管部位的雜音。經由腳跟的觸診或X光片等，就可以發現腳跟部（跟腱）的異常。

檢查膽固醇的方式

高血脂症檢查	
血液檢查	・總膽固醇值（ＴＣ） ・中性脂肪值（ＴＧ） ・ＨＤＬ－膽固醇值
診察・問診	・有無黃色瘤 ・過去病例・家族歷 ・服用藥物 ・飲食習慣、運動等生活習慣

檢查有無併發症、發病原因疾病	
＜檢查名稱＞	＜調查的疾病＞
身高、體重、體脂肪	肥胖度
眼底檢查	腦動脈硬化
血壓	高血壓
心電圖（靜躺時、運動負荷）	心臟病
尿液檢查（蛋白、潛血）	腎臟病
血液檢查　肝功能	肝臟病
空腹時血糖值	糖尿病
甲狀腺機能檢查	甲狀腺相關疾病
尿酸值	高尿酸血症
胸部Ｘ光	胸部主動脈硬化
畫像檢查（超音波、CT、MRI）	冠狀動脈硬化、腦動脈硬化

第2章

膽固醇值持續較高的狀態會導致何種情況

血管受損，最後變成動脈硬化

膽固醇值持續處於較高的狀態，會使得血管內壁受損，ＬＤＬ－膽固醇積存。嚴重時，會出現粥狀動脈硬化的病變，最後造成心肌梗塞或腦梗塞。

㊟侵入動脈內膜的ＬＤＬ－膽固醇

動脈負責將心臟送出的血液運送到全身組織。動脈血液中所含的氧和營養素，也可以成為熱量來源。

長期持續出現膽固醇值較高的狀況，會成為一種刺激，使得動脈內壁（內膜）出現龜裂傷口，而ＬＤＬ－膽固醇就從傷口縫隙進入內膜而積存下來。

這時，為了去除ＬＤＬ－膽固醇，存在於血中的巨噬細胞這種白血球會聚集過來，持續吞食ＬＤＬ－膽固醇，不斷的增大，最後變成泡沫細胞。當內膜內有巨噬細胞時，內膜下中膜的平滑肌細胞會到達內膜內，製造結締組織。

另方面，為了堵住表面的傷口，血中的血小板也會聚集過來，與平滑肌細胞一起生成如結痂般的硬塊（血栓）。

動脈硬化進行

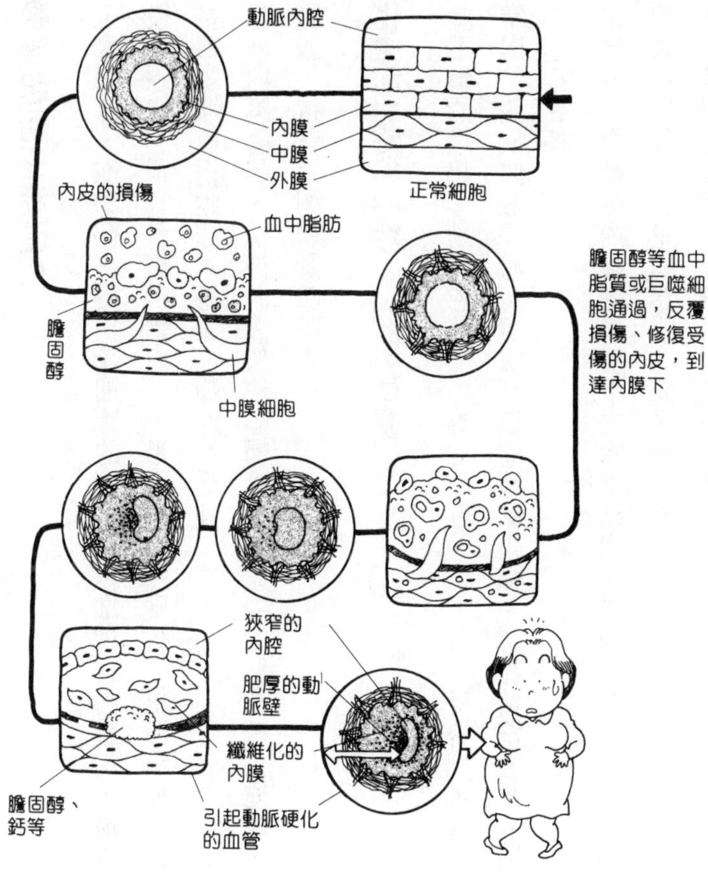
動脈內腔
內膜
中膜
外膜
正常細胞
內皮的損傷
血中脂肪
膽固醇
中膜細胞
膽固醇等血中脂質或巨噬細胞通過，反覆損傷、修復受傷的內皮，到達內膜下
狹窄的內腔
肥厚的動脈壁
纖維化的內膜
膽固醇、鈣等
引起動脈硬化的血管

㊟動脈內膜隆起而逐漸硬化

LDL-膽固醇、泡沫細胞與巨噬細胞的殘骸陸續堆積在內膜內，最後變成好像「粥」一般的硬塊，稱為粉瘤（粥瘤），是引起動脈硬化的根源病變。此外，平滑肌細胞的結締組織使得動脈本身失去彈性而變硬。

接著，部分內膜隆起，使得血液無法順暢流動，血中的鈣沈著、變硬，部分皮脂溶解而變脆弱。這就是粥狀動脈硬化症。

㊟動脈硬化會引起狹心症、心肌梗塞

當血管壁不斷的隆起、動脈內部縮小為七十五%以上時，就會出現狹心症。血栓聚集於狹窄處，造成血液停滯，無法到達前端的組織。這種情況發生於冠狀動脈時，就會引起心肌梗塞。

身體原本具有修復動脈內膜的傷痕下去除不斷鑽入內膜的LDL-膽固醇的作用，但是，如果這種保護力量朝錯誤方向發展，反而會造成動脈硬化，引起重大的心臟疾病。這也是因為膽固醇較多而引起的異常。

動脈硬化分為二種

因為膽固醇值較高而引起的粥狀動脈硬化，會發生在較粗大的血管與主動脈上。另方面，移行到毛細血管之前的細動脈，主要是受到高血壓的影響而出現硬化或萎縮，內側狹窄、蛇行而生成小動脈瘤。

像腦或眼部細動脈就容易出現小動脈瘤。小動脈瘤破裂，就會成為腦溢血、眼底出血的原因。腎臟硬化症也是細動脈硬化造成的。

巨噬細胞負責清掃體內的垃圾

巨噬細胞是存在於血中的一種白血球，負責攻擊、吞噬侵入體內的病原菌。即使進入動脈壁等組織中，巨噬細胞的性質也依然沒有改變，會吞食組織內的變性物質與不需要的異物等，使其積存在自己的體內。

因此，又有「貪食細胞」或「大食細胞」等別名。

造成動脈硬化的二大、三大與四大危險因子

高膽固醇血症或高血脂症，是動脈硬化的首要危險因子。引起動脈硬化，除了膽固醇之

外，還有很多危險因子。

首先是高血壓。高血脂症和高血壓是造成動脈硬化的二大危險因子。再加上抽菸，就是三大危險因子，如果再加上糖尿病，就是四大危險因子。

此外，肥胖、壓力、脂肪、過剩攝取糖分與酒、運動不足等都是危險因子，也稱為促進因子。與動脈硬化有關的因子，都可以說是生活習慣病的代表性原因。

COLUMN

針對六千人地區居民進行長期的追蹤調查——弗朗明哥研究

動脈硬化與膽固醇的關係

在動脈硬化的相關調查中，以美國東岸波士頓西方五十公里處的弗朗明哥地區居民為對象，所進行的「弗朗明哥研究」最為著名。從三萬人居民中，隨機抽出六千人為對象，追蹤調查危險因子、生活習慣、性別與動脈硬化和心肌梗塞發病的關聯性。從一九五〇年開始進行長期的調查。

首次公開的研究結果，在現在已經成為一種常識，也就是「膽固醇較高時，動脈硬化的發病率也會提高」，以及「ＨＤＬ－膽固醇較

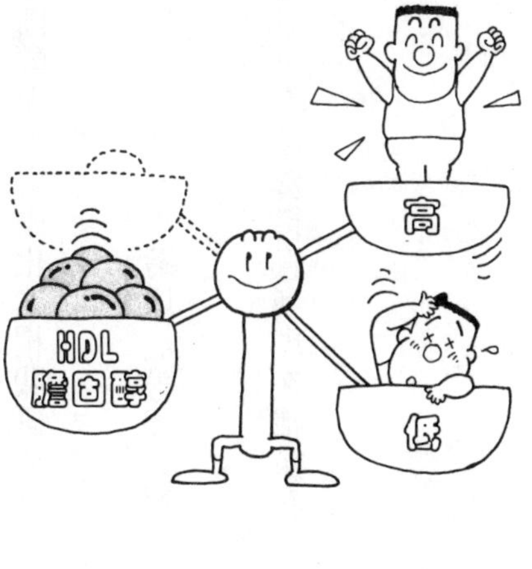

低時，容易引起動脈硬化」。

以此調查為關鍵，世界各國迅速展開HDL-膽固醇與動脈硬化的相關研究，確立了HDL-膽固醇是好膽固醇的說法。

除了膽固醇之外，也進一步分析研究吸菸、高血壓、性別、年齡增加等因素與動脈硬化的關聯。研究成果證明了三大危險因子。

弗朗明哥研究被視為世界上最值得信賴的調查之一，許多資料直到現在都還在使用，同時每年陸續發表新的資料。

動脈硬化由腹部主動脈開始

膽固醇造成的粥狀動脈硬化出現在較粗的動脈或主動脈上。出現在主動脈時，會引起嚴重的症狀。動脈硬化始於腹部主動脈，然後遍及全身的動脈。

⊛動脈循環全身，將鮮血送達心臟

循環全身的動脈，是由心臟伸出的一條**主動脈**開始的。首先朝頭的方向前進（升主動脈），經過大轉彎後（主動脈弓部），沿著脊椎朝身體下方前進（降主動脈）。通過橫膈膜，到達骨盆附近時朝左右分歧，變成「股動脈」。

通過橫膈膜之前是「胸部主動脈」，到骨盆附近分開，稱為「腹部主動脈」。腹部主動脈包括與胃、腸等腹部各臟器相連的腹腔動脈，以及將血液送達左右腎臟的腎動脈。

主動脈弓部分出來的中型粗細的動脈回到心臟，這就是「冠狀動脈」，負責將新鮮的血液送到心臟肌肉。

鎖骨下動脈在弓部前面分歧，與總頸動脈、大腦中動脈相連，供應腦部血液。

＊從腹部主動脈開始遍及全身

動脈硬化大都是從腹部主動脈開始的，然後遍及全身，理由目前不明。十五歲以後，十%面積的腹部主動脈硬化的例子並不少，這些人將來極可能出現冠狀動脈硬化。

以腹部主動脈為出發點，隨著年齡增加，動脈硬化會朝四方擴散。三十～四十多歲時，往上會波及胸部主動脈，往下則會擴

容易發生動脈硬化的部位

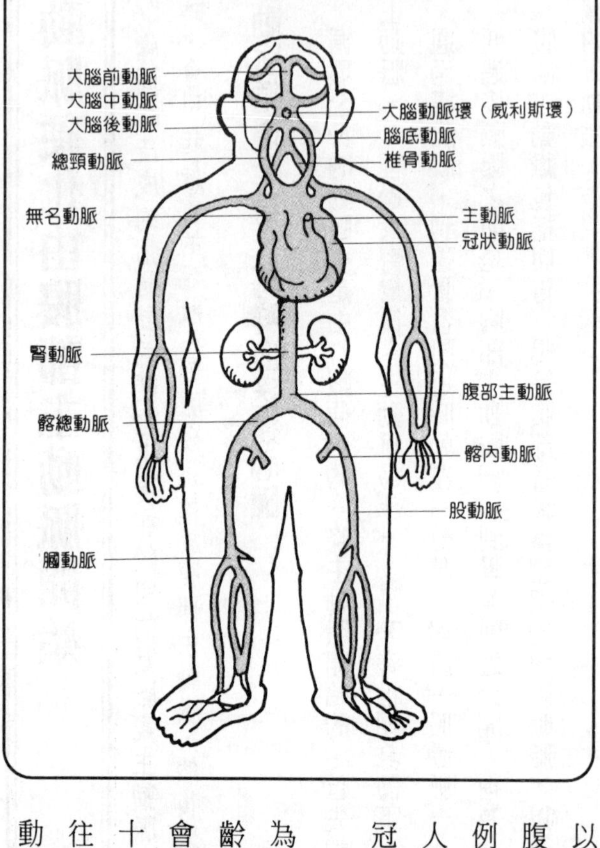

散到骨盆的分歧部。

到了五十歲層，會從主動脈弓部朝冠狀動脈進行。所以，因冠狀動脈硬化而引起的狹心症或心肌梗塞等容易出現在五十五歲以後。

動脈硬化會從頸動脈延伸到中、大腦動脈與腦動脈，在六十五歲左右引起腦梗塞。

朝下方擴散的硬化，也會在五十～六十歲層到達股動脈，同時擴散到左右腹腔動脈或腎動脈，引起血液循環障礙等症狀。

主動脈……………………………………………………

形成動脈系根幹的重要血管，直徑很粗，約為一．七～二．八㎝。受傷時會引起大出血。

LDL－膽固醇容易附著於腹部主動脈

關於動脈硬化以腹部主動脈為出發點的原因不明，不過，可以確認的是，LDL－膽固醇擁有最初容易附著於腹部主動脈的特徵。

腹部主動脈是將血液送達胃或腸等消化、吸收器官的動脈分支。可能因為血流的關係，這個分支的根源部分較容易發生動脈硬化。

動脈硬化引起的各種重大疾病

動脈硬化會引起各種疾病。其中像缺血性心臟疾病（冠狀動脈疾病）、腦梗塞與主動脈瘤等都會致命。放任膽結石或間接性跛行等疾病不管，也會變為重症。

缺血性心臟疾病

＊動脈硬化疾病的代表，冠狀動脈的血流障礙

冠狀動脈出現粥狀動脈硬化時，血液循環不順暢，無法將足夠的氧或營養素送達心肌。通常沒有症狀，不過，因為動脈硬化而衰弱的心肌暫時缺氧時，有時候會感覺心臟疼痛，稱為「狹心症」發作。

突然運動或極度緊張，造成脈搏跳動次數增加，全身肌肉需要大量的氧時，心臟為了加以應付，必須要加速泵活動，結果就會出現暫時缺氧的狹心症，稱為「勞動狹心症」。

發生於安靜睡眠狀態中的，稱為「安靜時狹心症」。起因於冠狀動脈抽筋。動脈硬化時，容易引起抽筋現象。

狹心症不會造成血流完全停止，只要安靜的休息，大約幾十秒到十幾分鐘就會消失。不過，動脈硬化持續進行，血栓完全阻塞血管，使得血液無法繼續往前流通時就會造成心肌壞死，稱為「心肌梗塞」。

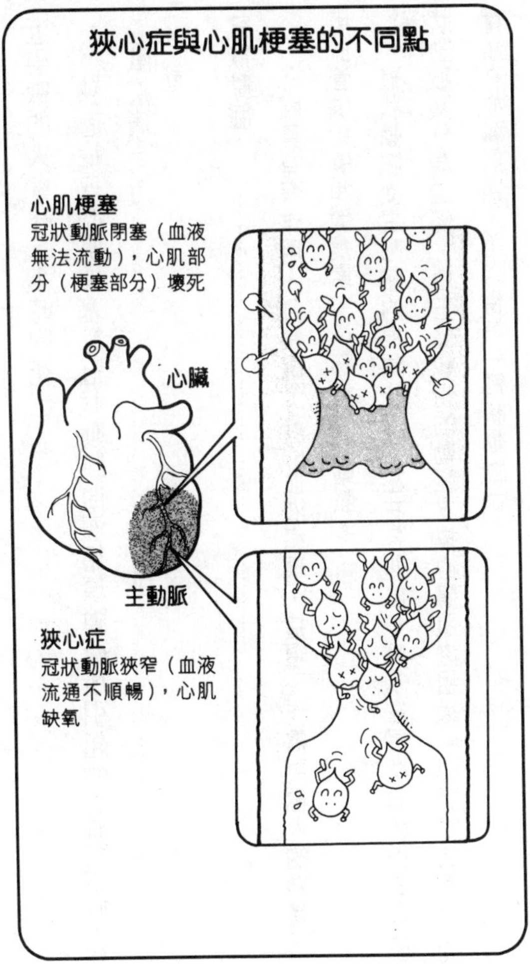

心肌梗塞引起的症狀與狹心症的不同，經常會意識昏迷。不儘快處理，則將

近半數的人會在二小時內死亡。

狹心症或心肌梗塞等冠狀動脈血液循環障礙所引起的心肌疾病，稱為「缺血性心臟疾病」。

冠狀動脈……

心臟具有泵作用，負責讓全身的血液循環，這項工作需要極大的熱量。心臟本身有專用血管供給氧和營養素，也就是冠狀動脈。

冠狀動脈從主動脈的根源伸出，左右各伸出一條（左冠狀動脈與右冠狀動脈）。左冠狀動脈又分為二條，由三條較粗的動脈支撐心臟肌肉組織（心肌）的活動，好像皇冠一樣圍繞在心臟周圍，所以稱為「冠狀動脈」。

❗心臟疼痛

心臟發作，疼痛部位不明，這是由於傳遞心臟疼痛的神經在中途又轉移到其他的神經上所致。症狀是胸口好像被人勒緊般，出現絞緊痛。

❶利用運動鍛鍊心肌

平常多做運動，有助於提高心肌能力。冠狀動脈硬化進行，血流稍微出現障礙時，還能夠藉由運動彌補。相反的，運動不足時，心肌就無法利用到足夠的氧。

但是要避免劇烈的運動。長時間慢慢進行且不必分出勝負的運動項目較為理想。

腦梗塞

㊟腦中血管阻塞腦而出現毛病。要注意前兆症狀

腦中的血管破裂、出血或阻塞，腦功能出現毛病，一般稱為「腦中風」。出血分為「腦溢血」與「蛛網膜下出血」二種。阻塞則稱為「腦梗塞」。

其中，因膽固醇造成動脈硬化而引起的是腦梗塞。

腦梗塞分為「腦血栓」與「腦塞栓」二種。基本上都是腦部血管被血栓阻塞，嚴格說起來很難區別。因為動脈硬化而使得腦血管阻塞，稱為腦血栓。而由於頸動脈、主動脈或腦血管生成的血栓，經由血液運送到腦造成的阻塞，就是腦塞栓。

腦梗塞是因為腦動脈阻塞，造成前端的血管壞死，出現在粗大動脈時會造成死

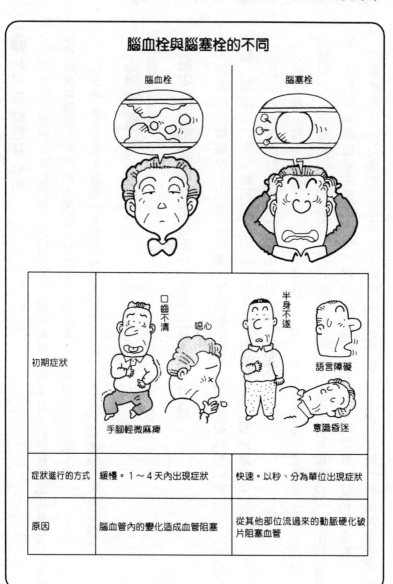

腦血栓與腦塞栓的不同

腦血栓

腦塞栓

初期症狀	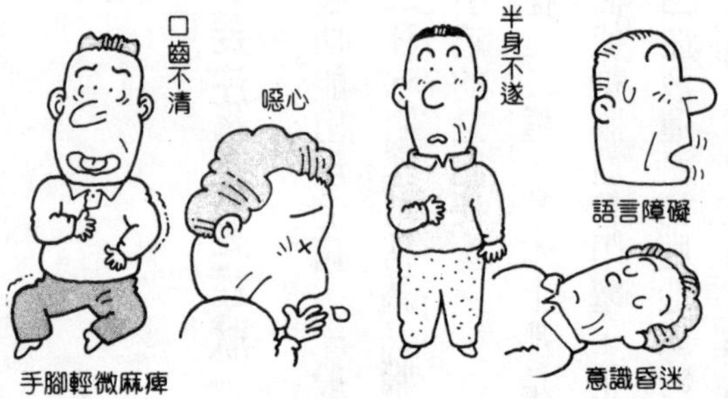	
症狀進行的方式	緩慢。1～4天內出現症狀	快速。以秒、分為單位出現症狀
原因	腦血管內的變化造成血管阻塞	從其他部位流過來的動脈硬化破片阻塞血管

亡。雖然最近死亡例已經減少，但是，卻會留下運動或智能障礙等嚴重的後遺症。

腦梗塞的前兆症狀是「暫時性腦缺血發作現象」。突然出現手腳麻痺、無法說話等症狀。經過十分鐘到一小時就會消失。這是因為腦部細小血管被血栓堵住，血液循環暫時斷絕所致，但由於血栓很小，所以能夠自然溶解而恢復血液循環。

反覆發作幾次後，大都會引起腦梗塞，腦血管出現粥狀動脈硬化，必須要接受專科醫生的治療，服用杜絕血栓生成的藥物等。

❗腦溢血與蜘網膜下出血

同樣是腦血管破裂出血，但是，腦溢血與蛛網膜下出血的出血場所和原因卻大不相同。

腦溢血是腦內部的細動脈出血，是血管出現動脈硬化、脆弱而引起的。主要原因是高血壓，而不是膽固醇造成的粥狀動脈硬化引起的。有時特別稱為「高血壓性腦內出血」來加以區別。

蛛網膜下出血，則是覆蓋腦的軟膜及其外側的蛛網膜之間的「蛛網膜下腔」出血。因頭部受傷或腦動脈瘤破裂而引起。腦動脈瘤破裂的死亡率極高，即使能夠撿回一命，也會引起嚴重的後遺症。

❗腦中風對策也能防止痴呆

痴呆症是高齡社會的問題之一。原因很多，其中一半以上是腦血管性痴呆。腦梗塞、腦溢血等腦中風是腦血管出現毛病而引起的。腦組織壞死時就會出現痴呆。因此，只要防止腦中風，就能夠減少罹患痴呆症的危險性。

主動脈瘤

⊛部分動脈壁呈瘤狀，沒有疼痛感而不容易發現

正常的動脈，是藉著血壓擴張時來自內側的力量，以及平滑肌或彈性纖維等來自外側的力量保持抗衡。

但是，一旦粥狀動脈硬化進行，血管壁脆弱而失去彈性時，間蛋白酶就會溶解血管壁，所以無法承受較高的血壓。結果，一部分衰弱的血管壁逐漸變形，隆起如瘤狀，稱為動脈瘤。

動脈瘤可能發生於任何動脈，主要發生於腹部主動脈。最初發生於腹部主動脈的粥狀動脈硬化，血管壁急速劣化，生成幾個動脈瘤，好像吞下蛋的蛇一樣，使得

容易發生主動脈瘤的部位

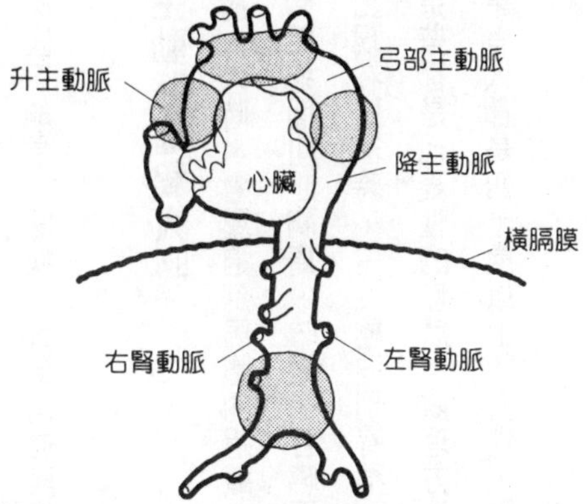

血管蛇行。胸部主動脈僅次於腹部主動脈，是容易發生動脈瘤的位置。

主動脈瘤破裂，會引發劇痛與**休克**症狀，導致呼吸困難，幾乎都會造成死亡。

遺憾的是，這種重大疾病通常沒有特殊症狀，這正是主動脈瘤可怕之處。

瘤增大之後，用手觸摸肚臍周圍，會摸到異常膨脹的硬塊，但不會覺得疼痛。出現在胸部主動脈時，則會出現胸痛現象。

動脈瘤分為數種形態，發生於主動脈的，大都是「離解性動脈瘤」。因動脈硬化而衰弱的血管壁斷裂，血液流入中膜內，中膜在被拉扯的情況下成長而產生劇痛，出現在胸部主動脈時，容易被誤以為是心肌梗塞。

休克……全身的血液循環突然不順暢、血壓降低的狀態。症狀包括臉色蒼白、發冷、出汗、體溫降低與意識不清等。

原因可能是心臟病、大量出血與細菌感染等。

❗主動脈瘤變大時

瘤太大時，會壓迫到周圍的組織，而本人也會出現自覺症狀。出現在胸部時，因為呼吸道受到壓迫而引起胸痛、咳嗽、吞嚥困難與聲音嘶啞等症狀。

出現在腹部時，由於壓迫到脊椎，所以，會出現腹痛與腰痛症狀。

這些都是代表性的症狀，處理方法是利用手術切除主動脈瘤。

患者大都是四十歲以上的男性，男女比約為二比一。

閉塞性動脈硬化症

＊初期出現腿部血液循環障礙。嚴重時要截肢

將血液送達下肢肌肉的動脈出現粥狀動脈硬化，引起血液循環障礙。初期症狀包括腳冰冷、麻痺等。病情繼續進行時，會出現小腿肚疼痛，甚至痛到無法走路，必須要經常停下來休息。等到症狀稍微好轉而繼續走路時，又會再度出現疼痛。這種情況反覆出現，稱為「間歇性跛行」。

症狀嚴重時，即使靜養也會覺得疼痛，皮膚出現難以治癒的潰瘍。等到動脈完全阻塞時，就只剩下截肢一途了。

膽結石

＊膽固醇凝固成如砂粒到石頭般大的物質

除了動脈硬化之外，與膽固醇關係密切的疾病就是膽結石症。

膽結石是膽汁的成分與膽固醇等凝固成如石頭般的物質。依生成部位不同，分為膽囊結石、總膽管結石與肝內結石（肝管結石）等。其中最常見的是膽囊結石。結石的大小各有不同，從五㎜以內的小沙粒大到四㎝以上如指頭般大的結石都有。數目從一個到無數個。

依主要成分的不同，又可以分為膽紅素結石與膽固醇結石等。過去罹患膽紅素結石的人較多，但是，最近與膽固醇混合的結石患者增加了。也有單純的膽固醇結石。成人女性十人中有一人、成人男性二十人中有一人罹患膽固醇結石。由於國人的平均膽固醇值上升，所以罹患膽結石的人也增加了。膽固醇值較高的人，其體內容易生成膽結石。中性脂肪較高者、肥胖者與糖尿病患者也同樣容易生成膽結石。

㊟膽固醇結石容易出現在膽囊內

膽結石之中，膽固醇結石容易出現在膽囊內。不會出現疼痛症狀，有「沈默之石」之稱。當結石阻塞膽囊管與膽管時，就會出現劇痛（疝痛發作）。

膽紅素結石則大都出現在膽管，最初就會出現疝痛等症狀。

疝痛的症狀，是從心窩到右上腹部出現波狀疼痛，有時還會出現發燒或黃疸症狀。疼痛持續十分鐘到二小時，或連續幾天反覆出現。

膽結石在出現疝痛之前大都無症狀，不過會出現前兆症狀。感覺右上腹部不適、肚子發脹、便秘等，同時右背酸痛、背部下方出現壓迫感。

疝痛發作時，必須要立刻看專科醫師，利用手術去除膽結石。最近除了剖腹手術之外，也採用由體外照射激光粉碎結石以及使用**腹腔鏡**切除膽囊等方法。

容易發生膽結石的部位

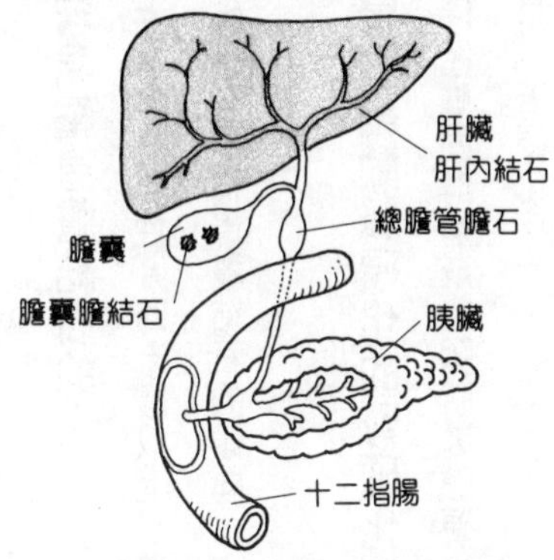

膽汁……膽汁是由肝臟製造出來的消化液，主要成分包括膽汁酸、膽汁色素與膽固醇等脂肪。聚集在肝管（膽管），通過總膽管送到十二指腸，在小腸用來進行消化與分解。在中途濃縮膽汁加以貯藏的是膽囊。

腹腔鏡……在腹部上方開個小洞插入內視鏡，觀察肝臟等表面。直筒上方安裝超小型攝影機，配備包括光源與切除細胞組織的鉗子等。

容易罹患膽結石的人

女性多於男性。四十歲以上、稍微肥胖、生產次數較多的女性必須注意。糖尿病患者也具有特別容易罹患膽結石的傾向。

腎臟細動脈硬化的腎硬化症

除了膽固醇造成的粥狀動脈硬化之外，在由高血壓造成的細動脈硬化中，必須要特別注意的是「腎硬化症」。

腎臟具有將體內的老廢物質隨著尿液一起排出體外的重要作用。運送老廢物質的血液，是由毛細血管的集合體腎小球加以過濾與淨化。換言之，腎臟是細小血管的集合體。

因此，長期持續出現高血壓狀態時，腎臟細動脈容易出現動脈硬化。同時腎功能衰竭，最後變成腎硬化症。症狀嚴重而喪失腎功能時，就必須要進行人工透析了。

中性脂肪也是動脈硬化的獨立危險因子

根據最近的研究，發現除了膽固醇之外，中性脂肪與動脈硬化也有密切的關係。即使血中膽固醇值較低，但是中性脂肪較高時，同樣也會罹患高血脂症。

＊當成緊急狀態使用的熱量而貯存的中性脂肪

中性脂肪（三酸甘油酯＝TG）是代表性的脂肪之一，與存在於皮下的脂肪是同樣的物質。人體內最多的脂質就是中性脂肪。

中性脂肪與膽固醇同樣的，除了藉由食物攝取到體內之外，也可以由肝臟自行合成。由肝臟合成的中性脂肪，是以主食、醣類等碳水化合物，以及蛋白質和酒精等為原料。

通常中性脂肪會成為皮下脂肪或內臟脂肪（內臟周圍的脂肪）貯存於體內，有助於維持體溫、保護身體或內臟免於因為撞擊而受傷。

因為進行劇烈運動或飲食中的醣類攝取不足，導致身體缺乏熱量時，中性脂肪會被脂肪酸分解，做為緊急狀況時的熱量來源。換言之，中性脂肪是備用熱量。

人體內的中性脂肪會經由運動等而被消耗掉，一旦運動不足或飲食過量時，就會超出需要量，而以皮下脂肪或內臟脂肪的形態蓄積在體內，結果造成肥胖。

情況嚴重時，不僅是皮下，連血中的中性脂肪也會增加，引起高血脂症。中性脂肪與血中膽固醇的量有密切關係。最近認為光是中性脂肪就會造成動脈硬化，被視為獨立存在的危險因子，而和膽固醇分別加以探討。

⊛中性脂肪量影響血栓，有加速動脈硬化的傾向

血中的中性脂肪量較多時，HDL－膽固醇這種好膽固醇的量就會逐漸減少。當中性脂肪到達體內的組織時，肝臟合成的VLDL（超低比重脂蛋白）會增加，活動時變成LDL（低比重脂蛋白），造成膽固醇值升高，小型化的LDL容易沈著於動脈壁，也容易生成使動脈硬化的血栓。

總之，中性脂肪以各種形態影響膽固醇或動脈硬化。

⊛中性脂肪與膽固醇會個別增減

中性脂肪與膽固醇並不是同時增減的。兩者同時增加的情況，只佔高血脂症患者的二十五％，其他則都是個別增減。由此可知，中性脂肪與膽固醇是個別存在的危險因子。

中性脂肪由脂肪酸或葡萄糖合成

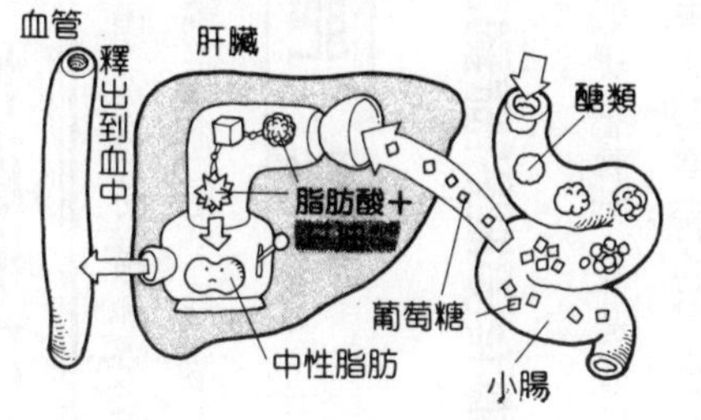

❗中性脂肪與血栓的關係

血液凝固所生成的血栓受到各種物質的影響。中性脂肪值較高時，使血液凝固的物質會增加，抑制血液凝固的物質會減少，形成容易生成血栓的狀態。

中性脂肪值越高、越容易引起缺血性心臟疾病

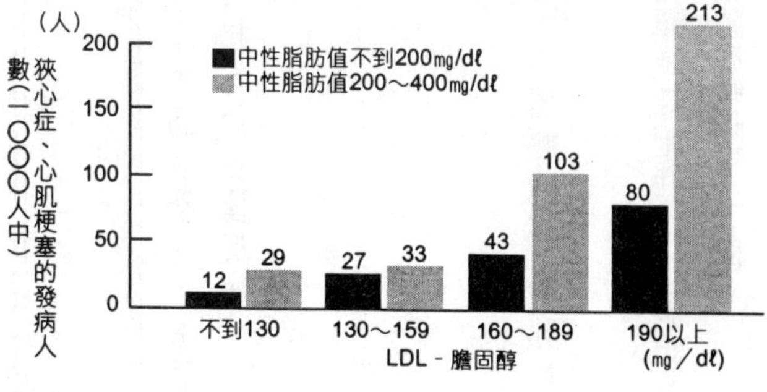

中性脂肪所引起的各種疾病

中性脂肪增加時，胰島素也會增加，會引起高血脂症或高血壓等，進而促進動脈硬化。結果，與膽固醇造成的疾病不同，會引起其他各種疾病。

肥胖

＊內臟脂肪型肥胖是生活習慣病的根源

如果肥胖不會造成任何不良的影響，那就不算是疾病了。但遺憾的是，肥胖是所有生活習慣病的根源。

沒有任何原因疾病，因運動不足或吃得過多所造成的「單純性肥胖」，依脂肪附著方式的不同，可以分為「皮下脂肪型肥胖」與「內臟脂肪型肥胖」二種。

皮下脂肪型肥胖是下腹部、臀部、大腿等下半身肥胖，稱為「洋梨型」肥胖。較常見於女性身上，與生活習慣病的關係較淺。但是，皮下脂肪很難被消耗掉，必須要厲行減肥。

內臟脂肪型則是以腹部周圍為主的上半身肥胖型，亦即所謂的啤酒肚。較常見於男性身上，屬於「蘋果型」體型，是多餘的中性脂肪蓄積在內臟所引起的。內臟脂肪容易積存也容易被消耗掉，可以透過運動或減肥等使其減少。男性腹圍八十七cm以上、女性九十cm以上，就屬於內臟脂肪型肥胖。

內臟脂肪型肥胖容易引起高血脂症或高血壓，會促進動脈硬化。也會引起糖尿病、脂肪肝或痛風等各種生活習慣病。

根據體型來看肥胖的形態

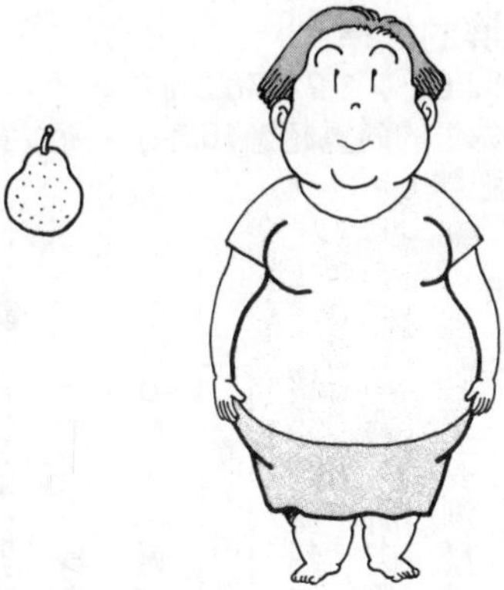

洋梨型（下半身型・皮下脂肪型）
脂肪容易附著於下腹部、臀部與大腿

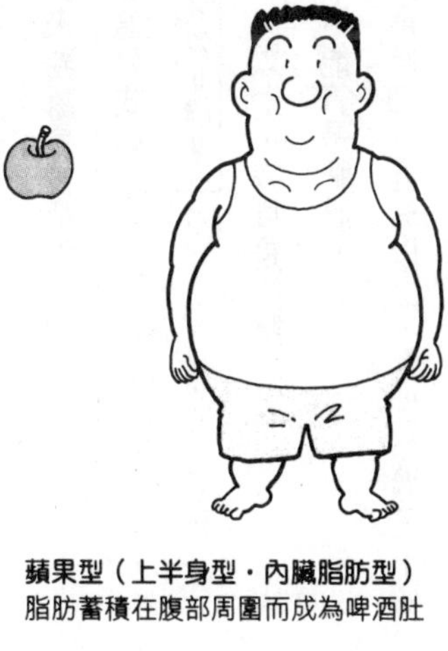

蘋果型（上半身型・內臟脂肪型）
脂肪蓄積在腹部周圍而成為啤酒肚

判斷肥胖的標準

一般是以身高和體重的平衡來判斷是否肥胖。

ＢＭＩ（體格指數）法的體重公式如下：

身高（ｍ）×身高（ｍ）×22＝標準

實際體重超出標準體重二十％以上，就算是肥胖。

不過，肌肉發達的運動選手不能算是肥胖。

必須要測量體脂肪率，男性超過二十五％以上、女性超過三十％以上，就算是肥胖。

（計算例）

身高170㎝的Ａ先生，標準體重為

1.7ｍ×1.7ｍ×22＝63.6㎏

肥胖的標準

是63.6㎏×1.2＝76.3㎏

Ａ先生的體重超過76.3㎏，所以算是肥胖。

脂肪肝

＊肝臟內蓄積中性脂肪。要避免過度飲酒

中性脂肪是在肝臟利用醣類或酒精合成的，原本應該成為ＶＬＤＬ－膽固醇釋出到血液中，但是，因為量過多而肝臟無法處理時，中性脂肪就會蓄積在肝臟細胞內，這種症狀稱為脂肪肝。

肝臟一旦有中性脂肪蓄積時會腫大，功能減退。通常沒有症狀，一旦惡化，就會變成肝硬化。

脂肪肝的原因主要是肥胖與飲酒。大量飲酒的人容易罹患脂肪肝。

❗存在於肝臟中的脂肪

健康肝臟細胞中所含的脂肪量為三～四%。數量高達十～三十%時是屬於輕度脂肪肝，三十～五十%為中度，超過五十%則為重度脂肪肝。

糖尿病

⊛血中糖分增加的疾病。分為二種形態

高血脂症與糖尿病的關係密切，甚至互為因果造成惡性循環，加速動脈硬化的進行。

顧名思義，糖尿病就是尿中出現糖的疾病。實際上，是血中的糖（血糖）過度增加而引起的。經常聽人說「尿聞起來甜甜的」，這是因為糖分漏出到尿中所致，

表示血糖值非常高。

食物中的碳水化合物藉由各種消化液而分解，以葡萄糖的形態由腸吸收。葡萄糖成為身體細胞活動所需要的熱量源而送到全身，為了加以利用，需要借助胰臟所分泌的胰島素這種荷爾蒙的作用。

一旦胰島素的量不足或無法順暢發揮作用時，無法成為熱量源加以利用的葡萄糖會殘留在血中，使得血糖值升高，這就是糖尿病。

糖尿病分為二種形態。一種是因為缺乏胰島素或胰島素非常少而發病的「胰島

擔心糖尿病時，可以利用這些穴道

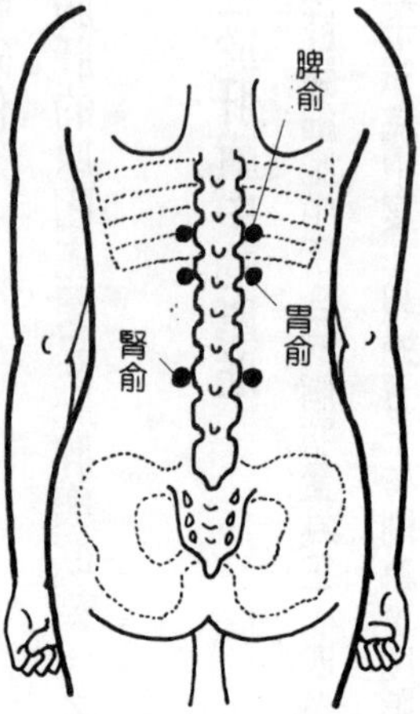

素依賴型」（1型糖尿病）。大都在十歲層時突然的發病。過去稱為「青年性糖尿病」，必須要藉由注射等方式補充胰島素。

另一種形態是「胰島素非依賴型」（2型糖尿病）。不是因為胰島素的量不足，而是因為無法正常發揮作用而引起的。原因包括吃得過多、肥胖或運動不足等。中年以後才發病者，幾乎都是非依賴型糖尿病。

罹患糖尿病初期，血中增加的胰島素（高胰島素血症），直接使得動脈硬化惡化，血液容易凝固而生成血栓，造成狹心症或心肌梗塞等。

❗糖尿病的三大併發症

罹患糖尿病時，全身會出現各種併發症。特別稱為三大併發症的，則包括視網膜症、腎症與神經障礙。

可能會導致失明的視網膜症以及可能會引起腎功能衰竭的腎症，都是因為細小血管動脈硬化而引起的。

神經障礙是因為高血糖侵襲知覺神經、運動神經與自律神經所引起的，而與各神經相關的部位會出現各種症狀。

❶ 預防糖尿病的穴道

在初期階段反覆進行簡單的穴道療法，就能夠恢復全身的血液循環。必須要併用食物療法與運動療法。

以胃俞、脾俞等穴道為主。能夠調整胰臟的功能，緩和症狀。刺激腎俞可以培養體力。

高尿酸血症（痛風）

⊛血中尿酸增加，引起痛風發作

血中的中性脂肪增加時，好的HDL-膽固醇會減少（參考六十頁）。這種狀況持續下去，會導致血中尿酸過度增加，出現「高尿酸血症」。

尿酸是傳遞細胞遺傳訊息的核酸（DNA與RNA）新陳代謝的廢物，經由嘌呤體物質於肝臟合成。通常會伴隨尿一起排出體外，所以，血中的尿酸能夠保持一定的量。

當飲食或酒中所含的嘌呤體過多時，造成尿酸的合成增加，腎臟無法順暢的將其排出體外，就會造成血中的尿酸增加。

最糟糕的是，尿酸很難被溶解，具有容易結晶的性質。結晶的尿酸會沉著於關節或腎臟等體內各處，引起痛風發作。通常在腳拇趾的根部關節出現劇痛。蓄積在手指或腳趾的骨關節，就會成為尿酸結節而引起疼痛。痛風患者以中高年齡層的男性較多。

痛風會突然發作，通常二、三天到一週內會自然消失，同一部位會反覆出現疼痛。

放任高尿酸血症不管，會變得慢性化，加速動脈硬化的進行，尤其會損傷腎臟與心臟。

含有較多嘌呤體的食品

●海鮮類
油漬沙丁魚、鹽醃黑背鰮、貝類、鱈魚、比目魚、若鷺、梭魚、鱒魚與小魚類等

●肉類
肝臟等內臟類、腎臟肉汁、肉精、培根、牛肉、牛舌、豬肉與羊肉等。

急性胰臟炎

＊胰液消化胰臟本身。喝酒後出現突發性疼痛

胰臟炎是胰臟分泌的胰液消化胰臟本身的疾病。分為慢性與急性二種，最可怕的是急性胰臟炎。

胰臟的周圍

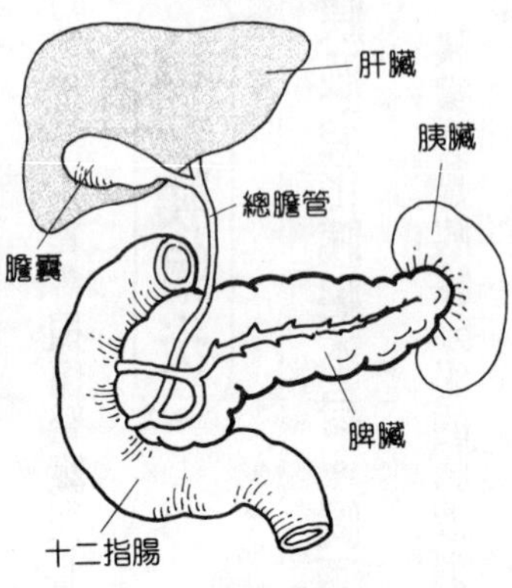

急性胰臟炎是因為飲酒過度，或攝取油膩的飲食，經過二小時後突然產生劇痛。從心窩到背部的左上腹部出現如被尖刀刺入般的疼痛，而且疼痛逐漸增強。伴隨出現噁心、嘔吐與下痢等症狀。嚴重時會造成休克，甚至併發腹膜炎等，有致命之虞。

中性脂肪較高，尤其是脂蛋白之一的乳糜微粒較高的人，容易引發急性胰臟炎。理由不明，可能是因為乳糜微粒較大的粒子塞住胰臟的毛細血管，導致組織壞死，或乳糜微粒分解所生成的脂肪酸太多，造成胰臟組織壞死，使得胰液分泌到組織內。

❗胰臟的作用

胰臟是橫陳於胃的背面的細長臟器。分泌在十二指腸促進消化的胰液、胰島素與增血糖素等荷爾蒙。

胰液包括分解醣類的澱粉酶、分解脂肪的脂肪酶以及分解蛋白質的胰蛋白酶等消化酶，是消化與吸收不可或缺的物質。

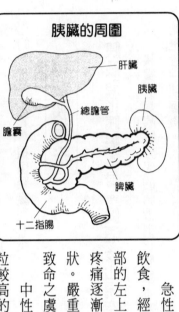

COLUMN

HDL-膽固醇是「負的危險因子」（好膽固醇）

高血脂症因膽固醇與中性脂肪的量而分為以下三種。

①高膽固醇血症……只有膽固醇較高型

②高中性脂肪血症……只有中性脂肪較高型

③高膽固醇+高中性脂肪血症……膽固醇與中性脂肪兩者皆高型

男性是②比①、③稍多，女性則以①較多。

除了以上三種形態之外，還有一種因HDL-膽固醇較低時也容易罹患動脈硬化的「低HDL-膽固醇血症」，有人考慮將其當成治療對象。

關於HDL-膽固醇作用的研究，以「

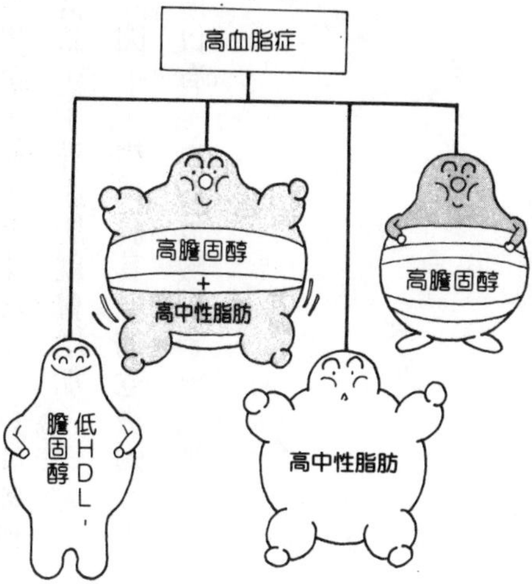

弗朗明哥研究」（四十一頁）的成果為關鍵，進步顯著。研究結果顯示，只要數值正常，就能夠抑制LDL-膽固醇。一旦數值較低時，中性脂肪就會增加。

HDL-膽固醇被視為與動脈硬化有關的獨立因子。相較於其他的危險因子，HDL-膽固醇具有抑制這些危險因子的作用，所以有「負的危險因子」之稱。

第3章

膽固醇值為什麼會太高

重新評估飲食是否均衡

膽固醇或中性脂肪值較高的原因有許多，最常見的原因就是「飲食生活偏差」。主要問題包括吃得過多而導致肥胖，或過度攝取脂肪含量較多的食物與過度飲酒等。

⊛主要原因是暴飲暴食與運動不足

膽固醇或中性脂肪較高的最大原因，就是吃得過多與過度飲酒，如果再加上運動不足，就會變成肥胖。

除了油膩的食物之外，進食太多導致熱量攝取過剩，也會成為脂肪蓄積在體內。當肝臟旺盛的合成膽固醇時，血中的膽固醇或中性脂肪就會增加。膽固醇的原料大都是醣類，因此，熱量攝取過剩會導致肥胖。

⊛活用能將膽固醇排出體外的食品

食品中的膽固醇並不會全部都被吸收到體內。但是，罹患高膽固醇血症或糖尿

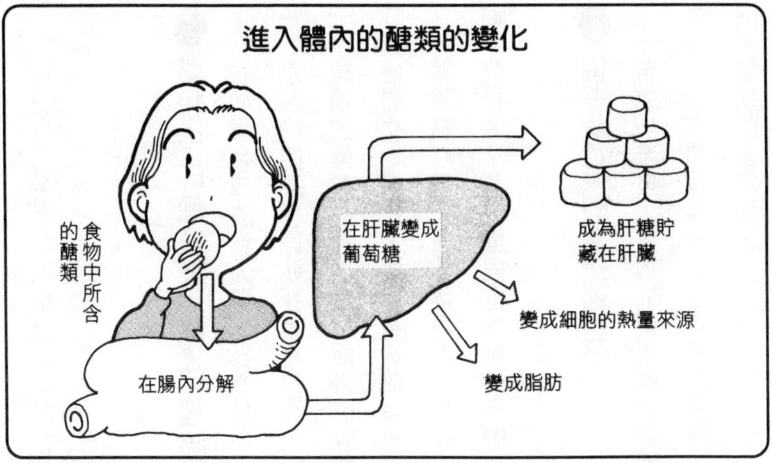

病的人與健康的人相比，膽固醇的吸收率較高。這些人如果持續過著高膽固醇的飲食生活，就會導致ＬＤＬ－膽固醇值升高，必須要注意。

除了注意膽固醇的攝取量之外，也要努力的將其排出體外。

蔬菜或海藻中含有豐富的食物纖維，能夠減少血中膽固醇，降低血糖值效果。

持續過著偏差的飲食生活，只攝取膽固醇含量較多的肉類或海鮮類等而很少攝取食物纖維的人，體內會蓄積大量的膽固醇。

＊飲酒過度導致熱量攝取過剩

酒精是由肝臟分解的，飲酒過度時，肝臟旺盛的合成中性脂肪，就會造成血中的中性脂肪量增加。

症。

此外，酒精具有促進食慾的作用，會導致熱量攝取過剩，而引起肥胖或高血脂症。

澱粉中的醣類會緩慢的被吸收

在肝臟合成的膽固醇，其原料之一是醣類。醣類是碳水化合物，以米、麵包、藷類的澱粉、水果中的果糖與砂糖等為代表。

澱粉的醣類在體內會被緩慢的吸收，但是砂糖的糖分吸收快速，會導致血糖值上升，造成動脈硬化。因此，要盡量從穀類或藷類中攝取醣類。

關於點心類，與其選用西式點心，還不如選擇日式點心。西式點心中大都含有砂糖、奶油、鮮奶油、蛋等膽固醇含量較多的材料。

備受矚目的食物纖維

食物纖維是人體內的消化酶很難消化的成分，具有各種效能，因而備受矚目。能夠吸附水分與致癌物質等，並且將其排泄掉，具有消除便秘、預防癌症的作用。此外，也能夠有效的減肥或防止肥胖。

❶適量飲酒能夠增加HDL-膽固醇

根據研究報告顯示，持續適量飲酒的人，罹患心臟病的比率較低。適量飲酒，能夠有效的增加HDL-膽固醇。

此外，還能夠提升消化能力，防止血液凝固，有助於促進血液循環、消除壓力。酒依喝法的不同，有時候也能夠成為「良藥」。

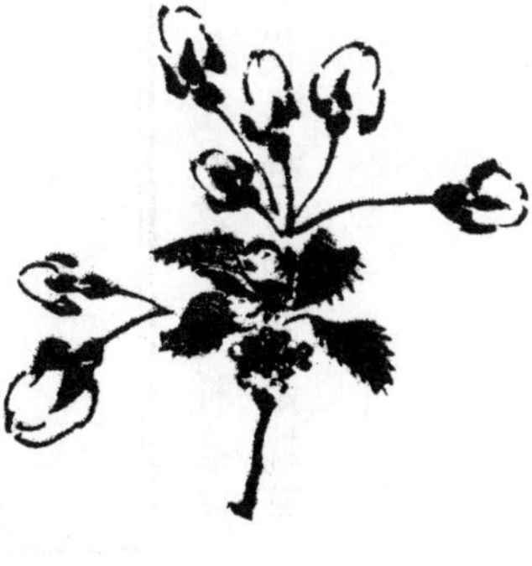

原因不明的高血脂症

並沒有生病等明確的原因，但是，膽固醇或中性脂肪值較高，這種症狀稱為「原發性高血脂症」。大都是遺傳因素所造成的，從年輕時期開始就要注意。

＊國人較常見的家族性高膽固醇血症

原因不明的原發性高血脂症之中，以膽固醇較高型、中性脂肪較高型或兩者都較高型為代表。國人較多見的則是膽固醇較高型，稱為「家族性高膽固醇血症」。

這個疾病是因為細胞表面識別ＬＤＬ－膽固醇的「ＬＤＬ受體」無法正常發揮作用所致。原本應該要吸收到肝臟處理的ＬＤＬ－膽固醇卻大量的停留在血液中。受體異常是遺傳造成的。本人沒有自覺症狀，從孩提時代開始，在無症狀的情況下動脈持續硬化，尤其容易發生於主動脈與冠狀動脈。到了青年期時，出現心肌梗塞的機率很高。

除了家族性高膽固醇血症以外，目前已知原發性高血脂症也具有遺傳性。另外還有許多疾病發生構造不明的狀況，這些都有待今後的研究。

＊心肌梗塞患者的三十％動脈硬化持續進行

「家族性高中性脂肪血症」是血中製造過多的VLDL－膽固醇，中性脂肪值升高的症狀。膽固醇正常，成人後才發病，這也和HDL－膽固醇值降低以及動脈硬化有關。

缺血性心臟疾病中各種形態的高血脂症

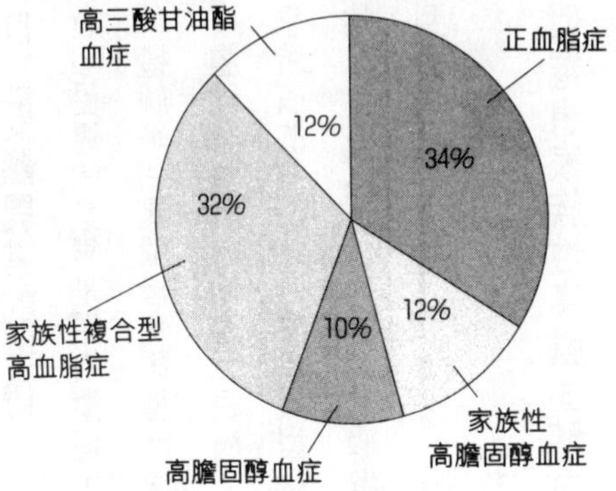

「家族性複合型高膽固醇血症」則是VLDL－膽固醇和LDL－膽固醇兩者皆太多的症狀。都是因為其中所含的「阿樸B」蛋白不斷的合成，在肝臟中製造過多的VLDL所造成的，不過目前尚未完全明白其原因。

膽固醇或中性脂肪較高，或兩者都太高的人，發病形態各有不同，容易導致動脈硬化。根據報告顯示，三分之一的心肌梗塞患者都會罹患這種疾病。

LDL受體異常的遺傳

ＬＤＬ受體的異常是顯性遺傳，因此，雙親之一出現異常時，子女的受體半數異常、半數正常，這就是「異型接合體型」。亦即肝臟只能吸收一定量的ＬＤＬ－膽固醇，從孩提時代開始，膽固醇值就會超過三百㎎／dℓ。

幾乎所有的病例都是屬於異型接合體型。較罕見的是雙親都異常的例子，子女的受體數為正常的二十％以下，幾乎無法吸收ＬＤＬ－膽固醇，稱為「同型接合體型」，膽固醇值甚至上升到五百～一千㎎／dℓ。

疑似罹患家族性高膽固醇血症時

屬於遺傳性疾病，因此，當許多親人的膽固醇值都非常高（三百㎎／dℓ以上）時，就必須要接受檢查。

多餘的膽固醇蓄積會生成「黃色瘤」，症狀出現在跟腱、手背、手肘或眼瞼等處。

引發高血脂症的各種疾病

由疾病所引起的高血脂症，稱為「續發性高血脂症」，藉此和生活習慣病所引起的高血脂症加以區分。原因以糖尿病為代表，此外，還有甲狀腺疾病、肝病與腎臟病等。

糖尿病

＊各種不良的影響會引起高血脂症

前面敘述過，糖尿病與高血脂症的關係密切，互為因果關係，反覆惡性循環。糖尿病引起高血脂症的構造複雜，會產生各種不良的影響。

接著再度探討糖尿病。成為身體細胞熱量來源的血中葡萄糖（血糖）無法被充分利用，殘留在血中而持續出現濃度較高的狀態，就是糖尿病。原因是將葡萄糖轉換為熱量的胰島素荷爾蒙的量不足，或無法順暢發揮功能所造成的。

葡萄糖沒有被當成熱量利用掉而停留在血中時，在肝臟中會成為膽固醇或中性脂肪的材料，使得血中的脂質增加。

另一方面，當葡萄糖無法順利的轉換為熱量、形成熱量不足的狀態時，肌肉等細胞只好分解貯藏於皮下脂肪的中性脂肪當成熱量源使用。這時，與分解後生成的游離脂肪酸雙重複合，在肝臟成為中性脂肪與膽固醇的材料，持續合成膽固醇。

罹患糖尿病而胰島素的作用不良時，很難分解乳糜微粒或ＶＬＤＬ－膽固醇，

葡萄糖轉換為熱量的構造

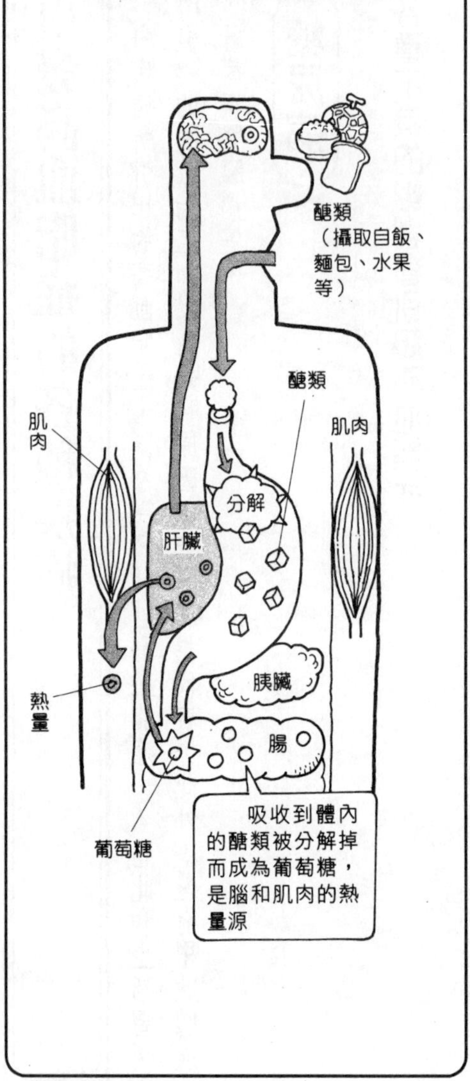

這些物質殘留在血中，就會引起高中性脂肪血症。

由糖尿病所引起的高血脂症有各種形態，中性脂肪大都會增加，LDL－膽固醇也會增加。

❗罹患高胰島素血症時開始出現的高血脂症

「胰島素非依賴型糖尿病」（2型糖尿病）這種代表性糖尿病，並不是因為胰島素的量較少，而是無法正常發揮作用而引起的。

胰島素非依賴型糖尿病在發病之前，通常會出現「高胰島素血症」的狀態。

胰島素因為某種原因而無法順暢的發揮作用時，身體為了維持處理葡萄糖的能力（維持穩定的血糖值）而會分泌出更多的胰島素。結果，血中的胰島素濃度過高，這就是高胰島素血症。

高胰島素血症本身沒有症狀。長期持續這個狀態時，製造胰島素的細胞疲累，無法正常的分泌胰島素。結果，反而形成胰島素不足的狀態，最後變成真正的胰島素非依賴型糖尿病。

事實上，開始出現高胰島素血症時，會造成VLDL－膽固醇的合成、中性脂肪或LDL增加，HDL－膽固醇減少，同時抑制脂肪的分解，持續出現引起高血脂症的作用。容易

甲狀腺的位置

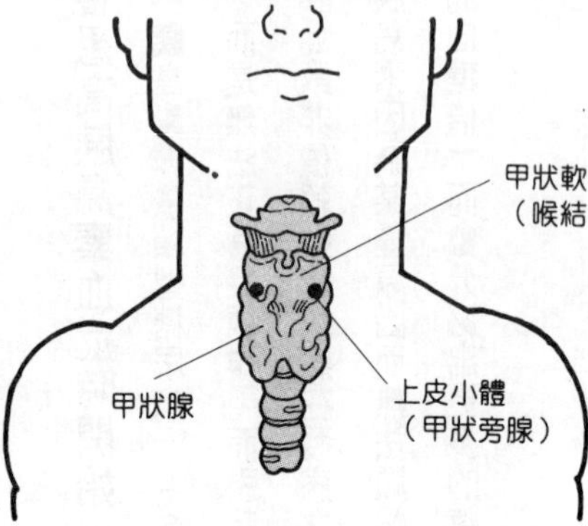

罹患高血壓、生成血栓，造成動脈硬化惡化。

甲狀腺疾病

＊膽固醇或中性脂肪增加的疾病

甲狀腺位於喉結下方、氣管兩側。由這裡所製造出來的甲狀腺激素能夠調節全身的功能。與脂質有關，具有促進肝臟與組織的LDL受體合成的作用。

當甲狀腺激素的分泌減少時，就會出現「甲狀腺機能減退症」。這時，LDL－膽固醇無法順暢的被分解，血中的膽固醇會增加。

相反的，甲狀腺激素分泌過多的「甲狀腺機能亢進症」，則是膽固醇值降低，取而代之的是中性脂肪旺盛的分解，結果血中的游離脂肪酸增加。兩者都是高血脂症的原因。

!甲狀腺機能減退症的症狀

全身倦怠、血壓降低、心臟功能降低，出現浮腫。此外，也會出現健忘等症狀。

!甲狀腺機能亢進症的症狀

容易流汗與疲倦、手顫抖、心悸，其特徵是眼球突出，代表性疾病是「突眼性甲狀腺腫病」。

肝病

＊因為代謝異常而發病。要注意脂肪肝

肝臟是與膽固醇的合成等脂質代謝有直接關係的臟器。罹患肝病時，各種代謝異常，結果就會引起高血脂症。

特別容易引起高血脂症的是「脂肪肝」。存在於肝細胞中的脂肪量異常增加，就會成為脂肪肝。形成脂肪肝後，VLDL的合成增加，就會罹患高中性脂肪血症。

「閉塞性黃疸」是由肝臟將膽汁排出的膽道因為某種原因而阻塞，膽汁逆流回肝臟的疾病。膽汁中含有膽紅素（膽汁色素）與膽固醇，經由肝臟逆循環到全身的血液中，因此出現黃疸，膽固醇值與中性脂肪值都會偏高。

「原發性膽汁性肝硬化」最後會變成肝硬化，是屬於**自體免疫疾病**的一種。當膽管內的膽汁流動不順暢時，膽固醇積存於肝臟，也會導致膽固醇值升高。

此外，酒精性肝炎、肝硬化與肝癌等，都會造成膽固醇值升高。

罹患急性肝炎時，肝細胞的合成力降低，膽固醇會減少。HDL-膽固醇也會減少，因為性質產生變化而引起高血脂症。

自體免疫疾病

一般的免疫反應是指，對於侵入體內的異物產生防衛反應。自體免疫則是因為某種原因，身體將本身的體細胞或組織視為異物，想要加以攻擊，因此引起各種障礙，這就稱為自體免疫疾病。

腎臟過濾血液的構造

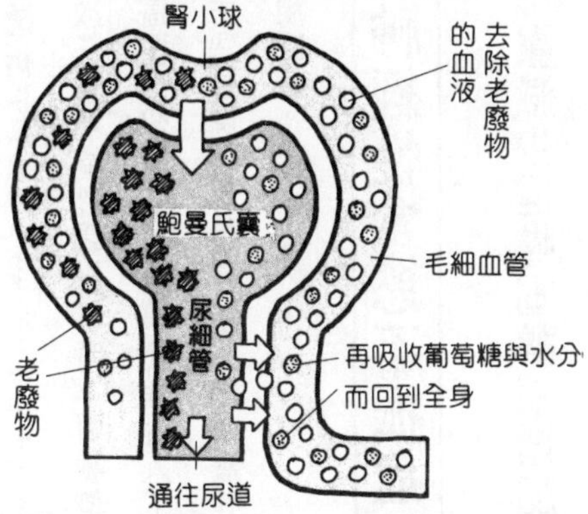

腎臟病

⊛以腎變病症候群為代表。原因是缺乏血中蛋白質

罹患腎臟病時也容易引起高血脂症。代表性疾病是「腎變病症候群」。

所謂腎變病症候群，是指慢性腎炎等惡化所引起的症狀的總稱，尿中出現許多蛋白質，血中的蛋白質減少。

為了補充不足的蛋白質，肝臟會旺盛的合成蛋白質與膽固醇，因此，容易罹患高血脂症。

若一旦腎臟病慢慢的進行，腎功能無法復原時，就會變成慢性腎功能衰竭。

演變成慢性腎功能衰竭時，中性脂肪升高，

HDL－膽固醇降低，因此，動脈硬化進行。接受人工透析的患者也會出現這種症狀。

人工透析……………………………………

放任腎功能衰竭不管時，腎臟無法去除血中的老廢物，最後會引起尿毒症而死亡。為了避免這種情況發生，必須要進行人工透析。

方法是利用專用裝置，讓血液在體外循環以去除多餘的水分或老廢物，並且補充不足的有用物質。

神經性食慾不振症（厭食症）

＊食量減少但膽固醇卻增加

厭食症（神經性食慾不振症）是攝食障礙之一，常見於年輕女性身上。食量明顯減少，不過，三分之一患者的LDL－膽固醇值卻會上升。

罹患糖尿病時也會出現相同的情況，為了補充不足的熱量，皮下脂肪會分離出脂肪酸。這時，多餘的脂肪酸在肝臟用來合成膽固醇，結果就會出現高血脂症這種奇妙的症狀。

為了確保營養不足所缺乏的熱量而罹患高血脂症的構造

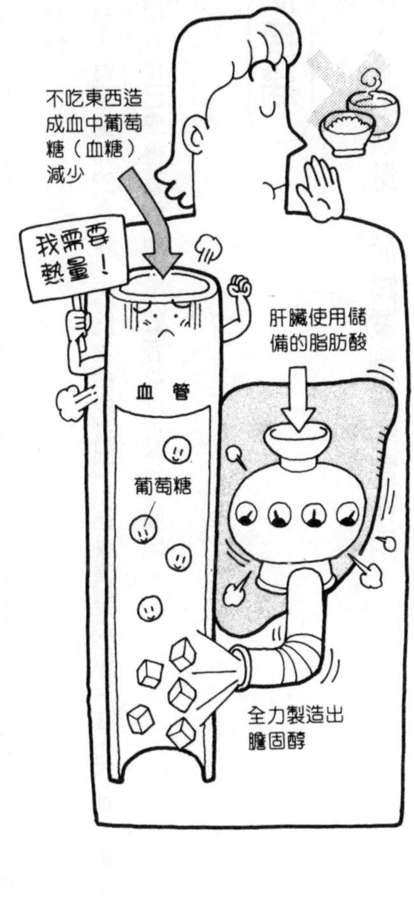
不吃東西造成血中葡萄糖（血糖）減少
我需要熱量！
肝臟使用儲備的脂肪酸
血管
葡萄糖
全力製造出膽固醇

神經性食慾不振症……………………較常發生在年輕女性身上的症狀。因為某種精神原因而導致食慾減退，或出現體重驟減、無月經等症狀。

現代人為了追求窈窕的身材，因此拚命的減肥，結果演變成厭食症。完美主義者以及強烈希望他人認為自己變得更好的人，較容易出現這種傾向。

其他疾病

⊛降壓劑、β阻斷劑、荷爾蒙劑等的副作用

為了治療其他的疾病而服用藥物，結果卻引起高血脂症這種副作用。

●降壓劑

高血壓會促進動脈硬化的進行，必須要降血壓。但是，有些降壓劑卻會誘發高血脂症。

「降壓利尿劑」中的噻嗪類藥物能使尿量增加，促進腎臟排泄鈉而降低血壓。

不過，服用後會使得膽固醇或中性脂肪值升高、HDL－膽固醇會減少，引起高血脂症。

●β阻斷劑

治療高血壓或心臟病的藥物，正式名稱為「交感神經β受體阻斷劑」。

這種藥物的一部分（非ISA劑），會使中性脂肪上升，同時有降低HDL－膽固醇的作用。

●荷爾蒙劑

治療過敏疾病或膠原病等使用的類固醇劑（腎上腺皮質激素），能夠促進肝臟合成膽固醇，使得LDL－膽固醇與HDL－膽固醇值升高。

口服避孕藥（避孕丸）也會使得中性脂肪值升高。

避孕丸中配合了雌激素（卵泡素）和黃體酮（黃體素）二種女性荷爾蒙。雌激素會造成中性脂肪增加，也會使HDL－膽固醇增加。此外，也有減少LDL－膽固醇的作用。

二種荷爾蒙的搭配因藥物的不同而有不同，必須要注意。低容量避孕丸的情況也相同。

部分藥物的副作用……

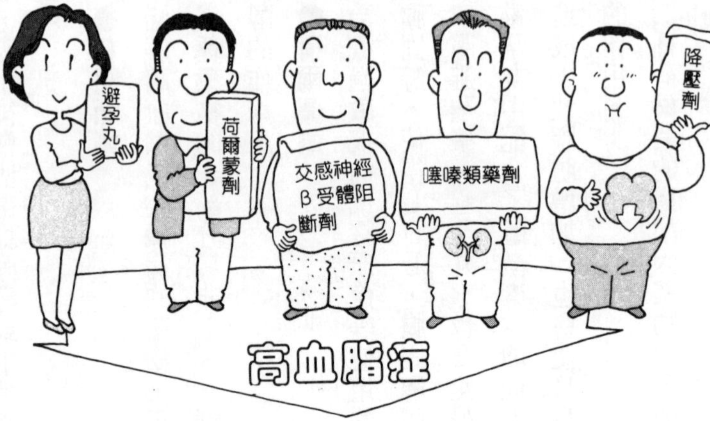
避孕丸
荷爾蒙劑
交感神經β受體阻斷劑
噻嗪類藥劑
降壓劑
高血脂症

男性荷爾會使得HDL-膽固醇減少，因此，接受荷爾蒙療法的人必須要注意。

●向精神劑

使用於憂鬱症或精神分裂症的「向精神劑」中，有些會引起脂質的代謝異常，使得膽固醇值上升。

❗不會影響脂質增減的降壓劑

鈣拮抗劑或ACE抑制劑等，不會影響脂質的增減。

❗任意停用降壓劑，可能會引起腦中風

知道血壓下降以後，未遵照醫生的指示就貿然的改變服藥方式是很危險的。停止使用降壓劑

後，血壓可能會上升，最嚴重的情況是會引起腦中風。

α阻斷劑會降低膽固醇

α阻斷劑（交感神經α受體阻斷劑）和β阻斷劑同樣是降壓劑，影響卻是相反，可以使得總膽固醇或LDL-膽固醇降低，同時使得HDL-膽固醇上升。

所謂交感神經阻斷劑，是指會對於接受從交感神經傳來的刺激物質的各器官受體發揮作用而阻斷其作用的藥物。

其他藥劑

抗癲癇劑或免疫抑制劑（環孢子素）等，具有使血中膽固醇上升的作用。

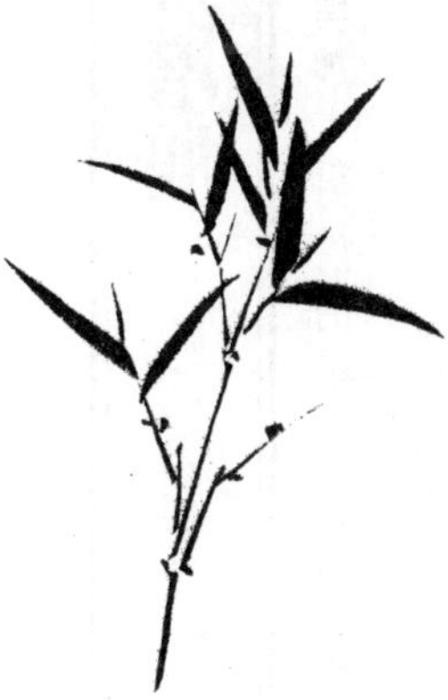

隨著年齡的增加膽固醇也會增加

高血脂症與年齡的關係密切。隨著年齡的增加，男性的中性脂肪有增加的傾向，而女性則有膽固醇增加的傾向。

⊛二十歲層膽固醇值開始上升，顛峰期是五十歲層

國人由於飲食生活的歐美化，膽固醇值迅速上升。尤其是年輕人，罹患高血脂症的比率明顯增加，已經成為嚴重的問題。

前述（四十四頁）動脈硬化症從十五歲以後開始，隨著年齡的增加，範圍逐漸擴大。

高血脂症與飲食生活和生活的習慣有密切關係。至於與年齡的關係，目前尚未完全了解。

根據各項調查，發現膽固醇值從二十歲層開始上升，五十歲層迎向顛峰，然後有下降的傾向。

年齡增加後膽固醇值之所以會下降，是因為飲食內容從油膩變為清淡的緣故。

膽固醇的增減，到底是受到年齡或生活習慣的影響，目前尚未特定出原因來。

各年齡層男女罹患高中性脂肪血症與低HDL－膽固醇血症的頻率

	高中性脂肪血症				低HDL－膽固醇血症	
	200～299mg/dℓ		300mg/dℓ		男性	女性
	男性	女性	男性	女性		
不到10歲	2.0%	0.2%	0.9%	0.2%	10.9%	8.5%
10歲層	1.0	0.7	0.4	0.1	5.7	5.3
20歲層	4.8	0.8	1.5	0	12.9	4.2
30歲層	8.6	1.4	4.9	0.5	20.5	6.8
40歲層	8.7	1.6	4.1	0.8	22.0	9.8
50歲層	8.2	4.4	4.5	1.1	22.3	12.0
60歲層	6.6	5.4	3.1	1.9	21.7	15.8
70歲層	2.3	5.4	0.9	1.9	22.9	16.1
80歲以上	1.6	5.6	1.6	4.2	23.0	12.7

（資料：日本人血清脂質調查研究班、一九九〇年）

＊停經後的女性容易罹患高血脂症

三十～五十歲層男性的中性脂肪值有較高的傾向，主要是受到飲食與生活習慣的強烈影響。四十歲之前的女性與同年齡的男性相比，膽固醇值與中性脂肪值都較低，較少罹患高血脂症。

這是因為女性每個月月經所分泌的女性荷爾蒙（雌激素）使得LDL受體增加，LDL-膽固醇減少，同時也會使得HDL-膽固醇增加。女性停經後，LDL-膽固醇便會迅速增加，HDL-膽固醇減少，中性脂肪值也會上升。

這種變化並非從停經時開始，而是從**更年**

日本人總膽固醇值的變動

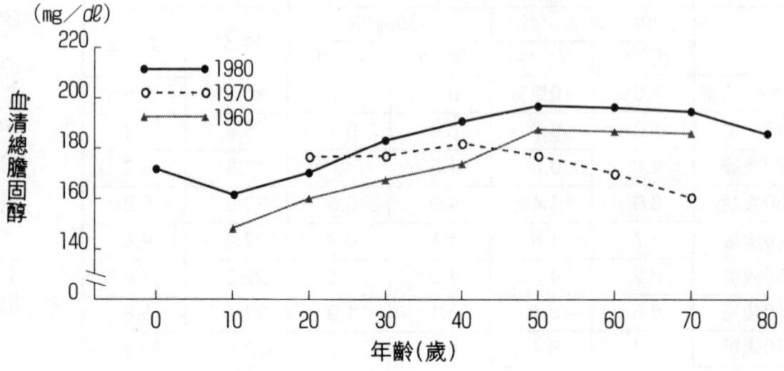

期開始的。女性迎向更年期時，必須要注意高血脂症與動脈硬化的問題。

❗美國人的膽固醇值有降低的傾向

國人由於飲食生活的歐美化，造成膽固醇值上升。而美國人則有膽固醇值逐漸下降的傾向。

以往美國人死於心臟病的比率較高。從一九八五年開始，經過不斷的宣導，美國民眾開始接受脂質較少的飲食生活，成功的使得死亡率下降。

更年期障礙……………………………

一般而言，更年期是指四十五～五十五歲之間停經前後的期間。更年期障礙是指，在這段期間內，女性荷爾蒙的量減少，身體出現各種失調或不適症狀。包括血氣上衝、發熱、心悸與倦怠感等，症狀因人而異，各有不同。可能是自律神經失調所引起的。

COLUMN

危險的青年層高血脂症

近年來，年輕人的膽固醇值明顯的增加。各年代的總膽固醇值調查，依測定法的不同，數值也有差異。不過，二十歲以下的日本年輕人，其膽固醇值竟然超過美國同年齡層的人。甚至連更低齡的人口也出現這種傾向。以幼兒為對象進行調查，發現膽固醇值也增加了，這正是肥胖兒增加的理由。

這種變化導因於飲食生活。主要原因是大量攝取洋芋片與速食品等高脂肪食品。再加上運動不足與

美日總膽固醇值的比較

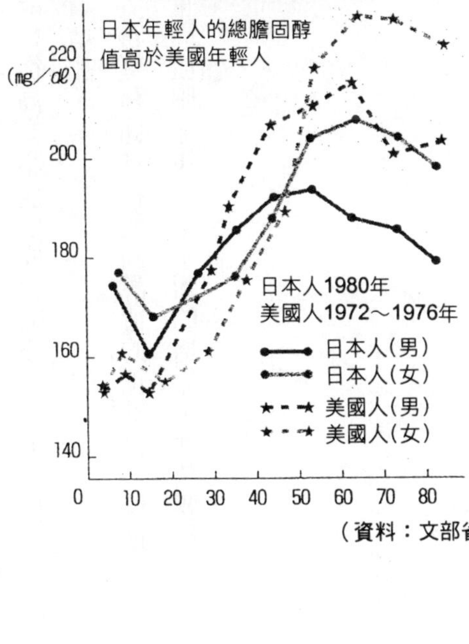

（資料：文部省研究班）

熬夜型的生活，就會導致生活規律紊亂。

持續過著相同的生活形態，則將來可能會從高血脂症變成動脈硬化。可以預見的是，最後缺血性心臟疾病的患者數會持續增加。

在美國訂定兒童高血脂症的判斷標準，希望藉此維持膽固醇值的正常化。但是在國內目前並沒有統一的標準。為避免兒童高血脂症後備軍不斷的增加，應該要積極謀求對策。

第4章

如何使數值恢復正常

基本上要改善飲食生活——重新認識「食為藥」

為了治療高血脂症等生活習慣病，治療基本上要改善飲食生活，並以藥物輔助。花點工夫找出長期持續進行的方法，努力改善飲食與生活。

㊟先改善生活，再以藥物輔助

生活習慣是導致高血脂症等不良生活習慣病惡化的最大原因。當然也與遺傳和體質有關，但是，仍以努力改善生活習慣最為重要。

在所有的生活習慣中，飲食生活佔有最大的比例。一般人在生病時，會立刻想要利用「藥物」來治療。基本上來說，生活習慣病必須要抱持「食為藥」的理念來治療，然後再加上運動，從生活各方面加以改善。原則上，藥物只是用來輔助治療而並不是主角。

㊟目的是改善飲食習慣。踏實的進行，不要焦躁

在膽固醇或中性脂肪「偏高」的階段，盡量不要使用藥物。首先要改善飲食生

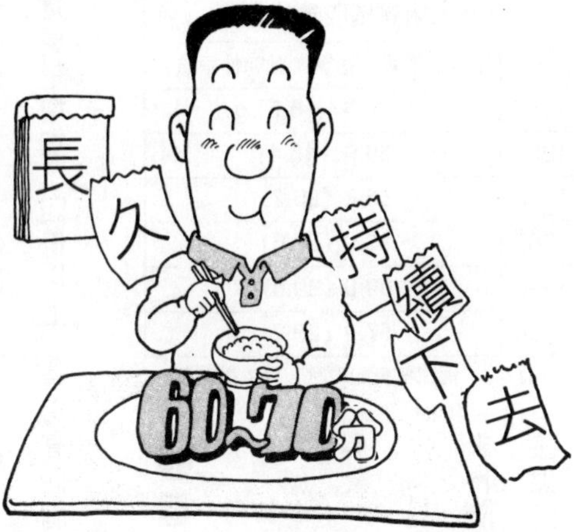

活，努力的使數值恢復正常。服用藥物治療時，還是要持續進行食物療法。

許多人認為食物療法很難實行。事實上，治療生活習慣病的食物療法，目的是矯正以往錯誤的飲食習慣，使其恢復為「原本應該要採行的健康飲食」。因此，不要半途而廢，要花點工夫長期持續進行。

要求滿分的飲食內容，可能無法長期持續下去。所以，首先不妨設定六十、七十分的標準，然後再慢慢的調整內容，這樣才能夠長期持續下去。在疾病輕微時期開始進行，比較有效。

一旦檢查值得到改善、身體狀況變好時，就會產生鼓勵作用，過著更健康的飲食生活。本章基於厚生勞動省發表的「健康評估手冊」中的「生活習慣評估表」，詳細介紹具體的方法。只要加以參考，就能夠逐步、確實的改善生活。

四十年來國人的脂肪攝取量增加了三倍

從一九五五年以來的四十年內，國人的脂肪攝取量增加了三倍，而動物性脂肪的攝取量更是增加了四倍以上。這與高血脂症的增加有密切的關係。

健康評估手冊

日本厚生省（現在的厚生勞動省）從二〇〇〇年四月開始實施老人保健事業四次計畫，導入「健康度評價（評估健康）事業」的想法。

從疾病的早期發現、早期治療的想法，更進一步徹底的實施預防對策。本書作者奈良昌治先生擔任健康評估檢討委員的主席，整理編撰完成活用手冊。

日本人脂質攝取量的變化

年	脂質攝取量（括號為動物性脂肪）
1955	20.3　(6.5) g
1965	36.0（15.4）
1975	55.2（26.2）
1985	56.9（27.6）
1995	59.9（29.8）
1998	57.9（29.2）

（資料：「國民營養的現狀」厚生勞動省）

COLUMN

原因為疾病時，食物療法的效果各有不同

●有些食物療法對於原因疾病會造成不良影響

血中膽固醇或中性脂肪較高的原因之一，是受到其他疾病的影響。例如，腎變病症候群、腎功能衰竭、甲狀腺機能減退症、閉塞性黃疸、痛風與糖尿病等。食物療法對於這些原因疾病可能會造成不良的影響。

以罹患腎變病症候群（尤其是慢性腎炎）為例，必須要限制蛋白質與蔬菜等含有大量鉀的食品，而要攝取高熱量食物。

換言之，與抑制飲食總熱量、積極攝取蔬菜的高血脂症的食物療法相比，飲食內容不同，甚至有些部分完全相反。

●食物療法無效的情況

中高年齡層女性較容易罹患甲狀腺機能減退症，會出現畏寒、聲音低沈與不活潑等症狀。同時，血中膽固醇值較高。即使施行一般的高膽固醇血症食物療法，也無法奏效。因為這是甲狀腺激素分泌不足所引起的疾病，必須要投與甲狀腺激素進

行治療。

相反的，罹患甲狀腺機能亢進症時，脂肪的分解亢進，血中的中性脂肪增加。這時，利用一般的高血脂症食物療法無法改善症狀，必須要治療甲狀腺。

●配合疾病的食物療法來進行

中性脂肪值或膽固醇值較高的糖尿病或痛風，要針對這些症狀進行食物療法，同時加上一般的高血脂症食物療法。

罹患糖尿病時，與其只進行高血脂症食物療法，還不如嚴格的限制熱量，均衡規律的攝取正確的飲食非常重要。

罹患痛風時，就必須要嚴格限制肝臟等的內臟類、海鮮類（尤其是沙丁魚、竹筴魚等）與富含嘌呤體的大豆等的攝取量。這與高血脂症的食物療法相同。

●各症狀的限制不同，要和主治醫生商量

更年期女性由於脂質代謝產生變化，因此，容易引發高膽固醇血症。有些人只要採用一般的食物療法就能奏效，但是，有些人則很難控制膽固醇值，具有很大的個人差。利用中藥或荷爾蒙補充療法也無法奏效時，最好去看婦科醫生。

服用某些降壓劑或心臟病的藥物、口服避孕藥與類固醇（腎上腺皮質激素）等

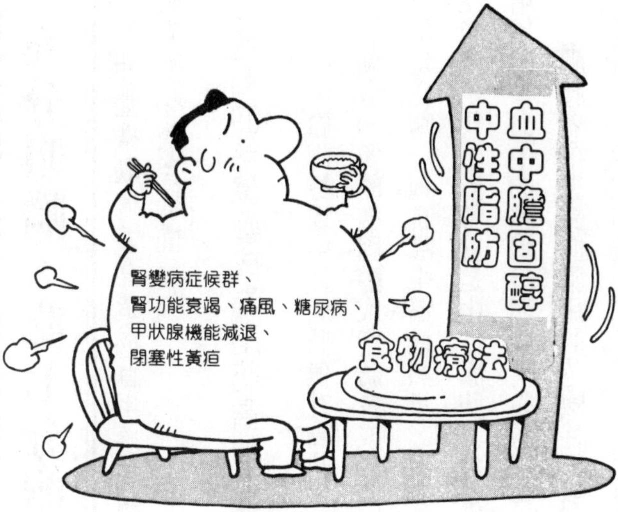
血中膽固醇
中性脂肪
腎變病症候群、
腎功能衰竭、痛風、糖尿病、
甲狀腺機能減退、
閉塞性黃疸
食物療法

等，也可能會罹患高血脂症。

原因疾病可能會使得一般高血脂症的食物療法無效，甚至使病情更惡化。同時採取高血脂症對策與原因疾病對策時，要遵從醫生的指示。

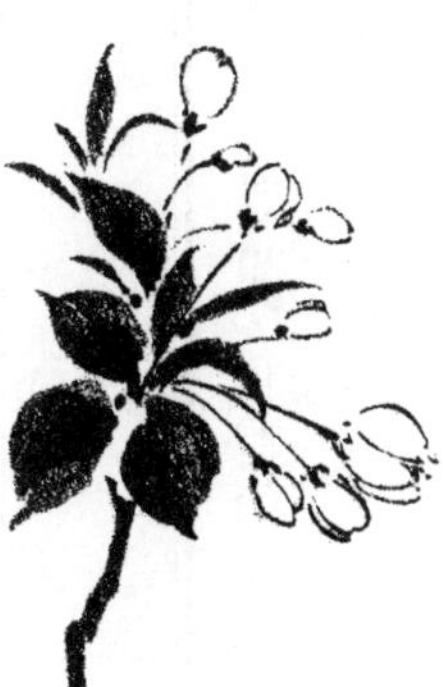

充分咀嚼，吃七分飽

熱量攝取過多會造成血中膽固醇或中性脂肪上升。習慣吃很飽的人，首先要改善飲食習慣。

㊟過剩的熱量會成為脂肪蓄積在體內

血中膽固醇或中性脂肪值升高時，首先要檢查平時是否吃得過多。

攝取過多的膽固醇或脂肪會成為問題，例如砂糖及其他醣類會導致熱量過剩。無論是從哪一種食品中攝取熱量，只要總熱量攝取過剩，則全部都會成為脂肪貯存在體內。代表形態就是中性脂肪。熱量持續攝取過剩，體內膽固醇的合成與貯藏量增加時，血中的膽固醇與中性脂肪就會增加。

肥胖者罹患高血脂症的危險性相對提高。平時有暴食傾向的人，必須要戒掉這種習慣，才能預防及消除肥胖，這也是高血脂症的重要對策之一。

⊛多花一點時間充分品嘗食物

經常吃得很飽的人，大致分為二種類型。一種是在短時間內吃下許多食物的人。腦的滿腹中樞產生作用、送出滿腹信號，是在開始用餐的三十分鐘以後。如果在這之前狼吞虎嚥，就會導致食物攝取過多。為了避免發生這種情況，就要充分的咀嚼食物，培養細嚼慢嚥的習慣。同時要確保充足的用餐時間。

另一種則是相反的情況，亦即花許多時間吃很多食物。在這種情況下，腦的滿腹中樞還是無法配合時間，很難發出已經吃飽的信號。

其代表就是「享受晚酌」的人。酒精會使得食慾亢進，造成食量增加，而且下酒菜也多半是油膩的食物。

很多人在喝完酒後又吃飯或麵類，以各種意義來說，都容易導致熱量攝取過剩。因此，用餐時間太短或太長皆不宜，保持吃七分飽的狀態最為理想。

❗熱量攝取的標準

為了預防及改善高血脂症，目標是標準體重的人每一公斤體重每天可以攝取二十五～三十大卡的熱量。換言之，體重六十公斤的人，一天可以攝取一五〇〇～一八〇〇大卡的熱量。

肥胖者根據身高算出標準體重（參考六十四頁），再乘以二十五～三十大卡，就是一天攝取熱量的標準。只要努力實行，就能夠消除肥胖。

這個攝取熱量的標準，相當於日本人營養需要量（第六次修改）中的「生活活動強度較低的成人」一例。依每天運動量、勞動量等的不同，適當的攝取熱量也不同。但是，為了預防及改善高血脂症，所設定的數值應該要比一般的標準值更低一些。

❗避免吃得過多的七項條件

- 快樂的用餐、充分咀嚼、細嚼慢嚥。
- 規律正常的吃一天三餐。其量要均衡的分配在三餐中。
- 不要將全家人的菜餚都裝在同一個盤子裡。個別盛裝比較理想。
- 不要邊做事邊吃東西。
- 活用帶骨的肉、魚或帶殼的貝類等需要花時間吃的食材。
- 充分利用蔬菜、海藻或菇類等低熱量、含有豐富食物纖維的食材。
- 高明的利用口味清淡的湯、粥與什錦燴飯等水分較多的菜單（以量來看熱量較低）。

每天吃大豆或大豆製品

低脂肪而且含有豐富的優質蛋白質與食物纖維，能夠降低血中脂質的大豆製品，高血脂症患者要多加攝取。每天至少要吃一項。肉食較多的人更要積極的利用。

＊減少動物性脂肪，多利用優質蛋白質

大豆、豆腐、納豆、油豆腐塊與豆腐皮等大豆製品中，含有豐富的植物性蛋白質。動物性脂肪容易使血中脂質上升，高血脂症患者要避免攝取。若非吃不可，也應該要選擇優質蛋白質。

與肉類相比，大豆製品的熱量較低，含有豐富的維他命B群、E以及改善血壓的鉀等。同時也含有豐富的食物纖維，能夠降低血中脂質，預防及消除肥胖，有助於預防大腸癌。

大豆製品的另一項特徵，就是含有必須氨基酸（在體內無法合成，需要藉由飲

代表性大豆製品的營養價（可食部100g中）								
食品名稱	熱量（kcal）	蛋白質（g）	脂質（g）	鉀（mg）	維他命 B_1（mg）	維他命 B_2（mg）	維他命E效力（mg）	食物纖維總量（g）
大豆（國產・乾）	417	35.3	19	1900	0.83	0.3	3.6	17.1
豆腐（嫩豆腐）	56	4.9	3	150	0.1	0.04	0.3	0.3
油豆腐塊	150	10.7	11.3	120	0.07	0.03	1.4	0.7
油豆腐	386	18.6	33.1	50	0.06	0.03	2.6	1.1
凍豆腐	529	49.4	33.2	30	0.01	0.01	4.4	1.8
納豆	200	16.5	10	660	0.07	0.56	1.2	6.7
豆漿	46	3.6	2	190	0.03	0.02	0.3	0.2

（根據科學技術廳資源調查會編『五訂日本食品標準成本表』製作而成）

食等攝取的脂肪酸）與豐富的亞油酸，能夠降低血中膽固醇。近年來，有人提出一旦攝取過多的弊端，但是只要適量攝取就沒問題。

⊛納豆或豆腐容易利用，忙碌時可以使用豆漿

大豆製品中，低熱量、含有豐富營養價，而且能夠輕易吃到的就是納豆，可以依個人的喜好來攝取。不要用太多的醬油烹調，以免攝取過多的鹽分。

豆腐與納豆相比較，食物纖維較少、容易消化，也要努力攝取。油豆腐也不錯，但是，熱量稍高，用量應該要比豆腐或納豆少一些。煮大豆或凍豆腐也很好。沒有時間時可以利用豆漿。

大豆製品的種類與使用法十分廣泛，最好每

天攝取。偏重肉食的人，更要積極的攝取。

活用植物性蛋白質源的大豆製品

歐美各國最普遍的蛋白質來源就是牛肉。但是，攝取過多的牛肉脂肪會造成高血脂症惡化。為了預防心臟病，必須要避免過度攝取動物性脂肪。

根據美國的追蹤調查顯示，每天吃牛肉的人，即使利用脂肪較少的瘦肉，但是，罹患大腸癌的危險性還是很高。國人不像歐美人士那樣大量的使用牛肉，但是，總攝取熱量還是不斷的提高，今後也可能會出現問題。

大豆、大豆製品是植物性蛋白質來源，要巧妙的活用。

過度偏重大豆製品，會降低HDL-膽固醇

雖然大豆與大豆製品非常好，但是，每天三餐只吃大豆食品而完全不吃肉，這種極端的偏重大豆食品，尤其是偏重油類的飲食並不好。會造成有助於防止動脈硬化的HDL-膽固醇減少。但是，如果利用大豆蛋白，則沒有問題。

所謂「過猶不及」，適量最為重要。大豆製品與其他食品搭配，均衡的攝取最重要。

COLUMN

市售植物油——了解特徵後再使用

亞油酸能夠降低膽固醇

通常我們稱為「油」的，幾乎都是以「脂肪酸」為基礎。即使同樣是植物油，但脂肪酸的種類（構造）各有不同，其性質具有決定脂質生理作用的重要功能。脂肪酸大致可分為「飽和脂肪酸」與「不飽和脂肪酸」。不飽和脂肪酸又可以分為「多元不飽和脂肪酸」與「單元不飽和脂肪酸」。

對身體而言，多元不飽和脂肪酸是必要物質，無法在體內合成，必須經由食物攝取。植物油中含量較多的多元不飽和脂肪酸的代表就是亞油酸。含有較多亞油酸的植物油，包括紅花油、葵花油、玉米油和大豆油，具有強力降低膽固醇的作用。

降低中性脂肪的α-亞麻酸

過剩攝取亞油酸時，會使得壞脂蛋白LDL-膽固醇以及抑制動脈硬化的好膽

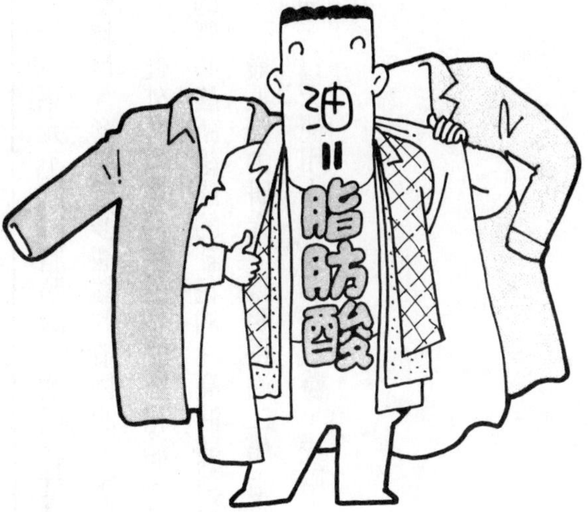

固醇－ＨＤＬ量都減少。因此，不能過度偏重亞油酸，要考慮到與其他脂肪酸的平衡而攝取植物油。

α－亞麻酸也是多元不飽和脂肪酸的一種，不會降低ＨＤＬ－膽固醇，同時具有降低中性脂肪的作用，能夠抑制動脈硬化。

平常使用的植物油中，一般人較少攝取的紫蘇油或蘇子油(紫蘇科植物)中含有較多的α－亞麻酸，但不容易攝取到。

這些多元不飽和脂肪酸，長期暴露在空氣中或加熱後容易氧化，是它的缺點。最好當成調味醬使用，不要加熱調理。

最近備受矚目的甘油二酯

「單元不飽和脂肪酸」的代表就是油酸。由於作用佳且容易處理，因而最近備受矚目。含有較多油酸的植物油，包括橄欖油和菜籽油等。

此外，與亞油酸較多的紅花油（高亞油酸型）截然不同，由含有較多油酸的新的脂肪酸所組成的紅花油（高油酸型）已經製作完成。

最近經由研究，證明甘油二酯脂肪酸能夠降低中性脂肪值，已經製成食用調理油。每天使用十g做成沙拉醬，或用來做油炸菜、炒菜等，都有助於降低中性脂肪值。

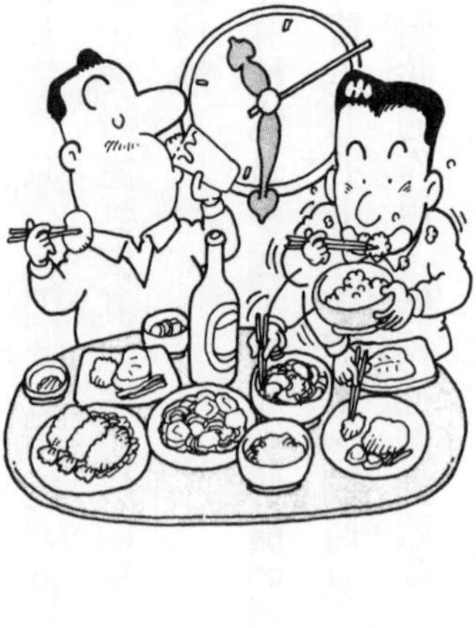

每天都要吃醃漬菜以外的蔬菜

蔬菜是低熱量食物，同時能夠降低血壓與膽固醇，具有許多優點。少吃鹽分較多的醃漬菜，充分攝取採用其他方法調理的蔬菜。

＊高血脂症患者要多吃蔬菜的五大理由

對於高血脂症患者而言，蔬菜有許多好處。首先是，蔬菜中含有豐富的鉀，能夠促進腎臟排泄食鹽（鈉），降低血壓。高血脂症最可怕之處，就是會促進動脈硬化，與心臟和腦等重大疾病有關。高血脂症再加上高血壓，更容易導致危險疾病。因此，要多攝取鉀，努力降低血壓。

第二個理由是，蔬菜中含有豐富的食物纖維，可以抑制消化管吸收膽固醇，有助於降低總膽固醇值。

第三則是根據資料顯示，雖然蔬菜不會降低中性脂肪，但是，也不會使中性脂肪上升。是可以安心攝取的食品。

第四點是，蔬菜不會使得血糖值或尿酸值上升。有助於防止與高血脂症關係密切的糖尿病或痛風。

第五點是，根據各項疫學調查結果顯示，蔬菜能夠有效的預防腦中風或心肌梗塞。深色蔬菜中所含的β胡蘿蔔素，能夠抑制LDL-膽固醇氧化變性。

不過，必須要限定鉀攝取量的腎臟病患者，則要遵從醫生的指示來攝取蔬菜。

⊛增加蔬菜量且吃不膩的秘訣

蔬菜屬於低熱量食物，含有豐富的維他命C與食物纖維，必須要充分攝取。醃漬菜的鹽分含量較高，最好少吃。其他的蔬菜則要每餐攝取。

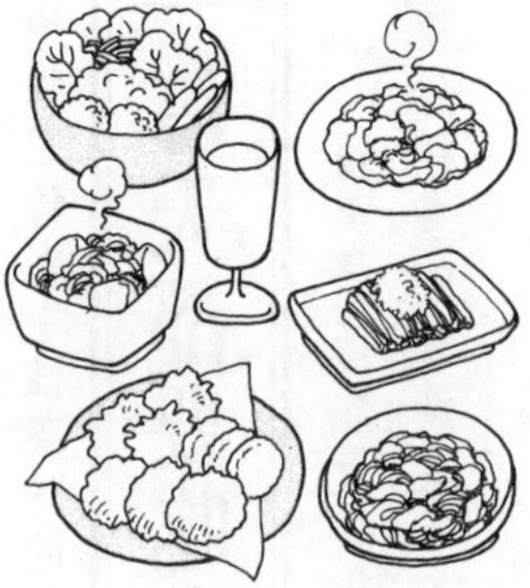

可以配合個人的喜好選擇調理法。例如，可以做成生菜沙拉或榨汁、溫熱蔬菜、燙青菜、煮蔬菜、炒蔬菜或炸蔬菜等。只要變化調理法，就能夠隨時吃到美味的蔬菜。

生吃蔬菜不會破壞維他命C，但是，加熱則可以減少體積量而吃多一些。

利用油調理時，有助於順暢的吸收β胡蘿蔔素與維他命E等，易溶於油的維他命。但是，因為肥胖等而必須要限制熱量時，則最好少利用油來調理。

多吃深色蔬菜非常有效

蔬菜大致可以分為菠菜、胡蘿蔔、小油菜與番茄等深色蔬菜，以及高麗菜、萵苣、白菜與小黃瓜等淡色蔬菜。

深色蔬菜含有β胡蘿蔔素、維他命C、鉀等有用營養素。多攝取深色蔬菜有益身體健康。

淡色蔬菜大都可以生吃，方便攝取，同時口感爽脆。

一般而言，一天必須要攝取一二〇g的深色蔬菜與二三〇g的淡色蔬菜。

攝取量的簡易標準，就是每餐必須要吃捧滿雙手的切絲淡色蔬菜與捧滿一手的深色蔬菜。

蔬菜中的維他命C與鉀的量

蔬菜名稱	維他命C(mg)	鉀(mg)
高麗菜	41	200
小黃瓜	14	200
番茄	15	210
胡蘿蔔	4	280
綠花椰菜	120	360
菠菜	35	690

可食部100g中（根據科學技術廳資源調查會編『五訂日本食品標準成分表』製作而成）

COLUMN

好好的攝取食物纖維

抑制熱量，吸附脂肪

除了蔬菜之外，海藻類、菇類、藷類、豆類、水果、蒟蒻、豆腐渣與穀類（尤其是未精製穀類）中也含有豐富的食物纖維。食物纖維和一般的營養素不同，無法被腸吸收，而是直接混入糞便中排出體外。由於無法被吸收，因此，許多人認為食物纖維對身體沒有幫助。事實上，對身體而言，這正是一大優點。

無法被吸收的食物纖維不是熱量，因此，能夠抑制攝取的熱量。食物纖維在腸內能夠吸附各種物質，直接由腸排泄掉，具有促進排泄脂肪等多餘物質和不需要物質的效果。

溶於水的食物纖維在腸內相當活躍

食物纖維分為溶於水（水溶性）與不溶於水（非溶性）二種。

水溶性食物纖維的代表，就是海藻中含量較多的藻酸、蒟蒻中含量較多的甘露聚糖、水果中含量較多的果膠和愈創木脂等。這些都能夠抑制從飲食中所攝取的膽固醇或中性脂肪被小腸吸收。

除了抑制從食物中攝取的膽固醇之外，也可以促進血中膽固醇的排出。其構造是，膽固醇在肝臟被當成膽汁酸的材料使用，混合在糞便中被排泄掉。難溶於水的纖維會與膽汁酸糾纏在一起而促進其排泄。因為肝臟加速處理膽固醇，所以，使得血中膽固醇減少。

食物纖維還可以抑制腸內糖分的吸收。對於肥胖、糖尿病患者以及血中中性脂肪較高的人非常有幫助。糖分是中性脂肪的材料，只要減少糖分的吸收，就可以減少肝臟製造中性脂肪。抑制糖分吸收，就可以抑制將糖分變成中性脂肪的胰島素的分泌量。

不溶於水的食物纖維有助於預防便秘

非溶性食物纖維主要包括纖維素、半纖維素與木素等，牛蒡、西洋芹等筋較多的蔬菜、藷類、豆類、未精製的穀類中含量較多。

食物中的食物纖維量

食品名稱	水溶性(g)	非溶性(g)	總量(g)
板狀（製粉）蒟蒻	0.1	2.1	2.2
甘藷	0.5	1.8	2.3
大豆（乾）	1.8	15.3	17.1
豆腐渣	0.3	9.4	9.7
牛蒡	2.3	3.4	5.7
玉米	0.3	2.7	3.0
胡蘿蔔	0.7	2.0	2.7
菠菜	0.7	2.1	2.8
橘子	0.5	0.5	1.0
蘋果	0.3	1.2	1.5
新鮮香菇	0.5	3.0	3.5
乾羊栖菜	—	—	43.3
海帶芽(用水浸泡還原)	—	—	5.8
糙米	0.7	2.3	3.0

（可食部100g中的量。資料：根據科學技術廳資源調查會編『五訂日本食品標準成分表』製作而成）

食物纖維可以使食物順暢的通過腸，最後成為糞便排出體外。雖然不溶於水，也能夠抑制膽固醇或中性脂肪的吸收，有助於預防與消除便秘。

藉由促進有害物質的排泄，就能夠預防大腸癌。不過，當體內的消化、吸收力衰退時，攝取過多的食物纖維反而會抑制必要營養素的吸收。

這時，要暫時攝取含有較少食物纖維且容易消化的食物，等到身體復原後，再增加食物纖維的攝取量。標準量是成人一天需要二十～二十五g。

每天快走三十分鐘以上

為了減少血中脂質，預防及消除肥胖，除了注意飲食之外，適度的運動也很重要。快走能夠輕鬆的進行。以一天走三十分鐘以上為目標，首先就從十分鐘開始。

⊛配合本身的步調，毫不勉強的快走

想要改善高血脂症等生活習慣病，其對策除了注意飲食之外，適度的運動也很重要。現代社會中，不僅是都會區，連鄉村地區的人使用身體的機會也減少了。現代人陷入運動不足的狀況中。因此，日常生活中必須要積極的多運動。

運動不一定要在球場或體育館等場所才能夠進行，還有其他可以輕鬆進行的運動，其代表就是「快走」。

配合自己的步調，找尋適當的時間快走。這項運動的優點，就是不需要用具或特殊的場所。尤其是感覺運動量不足，或從事文書工作而很少活動身體的人，務必

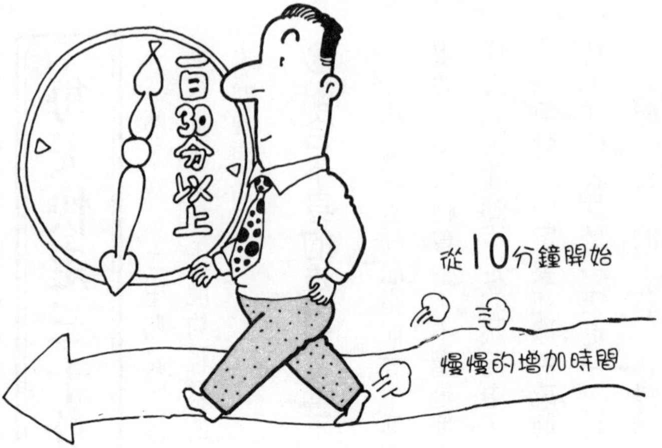
一日30分以上
從10分鐘開始
慢慢的增加時間

實行快走。

＊將快走納入生活中，多走路

走路的時間標準是一天走三十分鐘以上。最初可以從十分鐘開始，然後再慢慢的延長時間。很晚才下班而沒有時間走路的人，可以利用假日多走一些路。平常非常疲累，假日只想待在家裡好好休息而不想活動身體的人，為了健康著想，必須要將走路當成日常生活的一部分，積極的活動身體。

例如，不要開車上班或減少開車的機會，盡量多利用大眾運輸工具，可以提早一站或晚一站下車，增加走路的機會。

中午休息時間，或飯前、飯後休息二十～三十分鐘後，走十分鐘路也不錯。為了避免損傷腳關節，走路之前最好做輕微的伸展體操。選擇合腳的健走鞋，挺直背脊，雙臂從肩膀以下大幅度的擺動，就能夠進行有效的全身運動。

不過，罹患循環系統疾病而必須限制運動時，要得到主治醫生的同意後才能進行快走。

適當運動強度的標準

到底要以何種步調進行快走，才是既有效又安全的方法，答案因人而異各有不同。其標準就是一分鐘的脈搏跳動次數。

一般而言，就年齡層來看，其程度如左表所示的脈搏跳動次數的運動最適合。測量脈搏時，單手拇指以外的四根手指併攏，縱向抵住另一隻手手腕的拇指側，看著手錶測量十五秒鐘的次數，然後再乘以四，這就是一分鐘的脈搏跳動次數。

年齡層	目標心搏數（搏／分）
20歲層	145
30歲層	140
40歲層	130
50歲層	125
60歲層	120

❶長期持續快走的秘訣

進行以下的工夫，培養快走的習慣。

●使用計步器

不斷增加的數字，會成為一種鼓勵。

●記住步數或時間

記錄計步器的數字與走路的時間，那麼，第二天就可以提起幹勁繼續走。將步數換算成距離，想像已經沿著某處走到某個目的地。只要花點工夫，就能夠快樂的走路。

●找尋自己喜歡的路線

例如，景色優美步道或可以逛街的店家，找尋喜歡的路線來走。

COLUMN

根據大規模的研究實際證明快走的效果

一週合計走二十公里

對於高血脂症患者而言，改善疾病最有效的方法就是快走。美國與德國曾經針對實行運動與飲食療法的高血脂症患者進行一年的追蹤調查。

結果顯示，一週合計快走二十公里最好。如果每天走，一天大約要走三公里。以較快的速度走路，大約三十～四十分鐘就可以走完。

雖然每天走是最理想的情況，但是，不一定每天都要走三公里。二天走一次，每次走六公里，或一週五天每天走四公里，假日走十公里，都能夠得到很好的效果。

總之，以一週走二十公里為目標。只要配合自己的生活方式，耐心的持續進行就可以了。

努力攝取深色蔬菜

除了快走之外，每天攝取大量的深色蔬菜，就能夠有效的預防高血脂症與動脈硬化，也能夠防止運動所產生的弊端。

運動時，攝取到體內的氧量會增加，使得LDL-膽固醇氧化變性，加速動脈硬化的進行。

為了避免這種情形發生，必須要充分攝取抗氧化物質，防止體內氧化。深色蔬菜中含有維他命C、β胡蘿蔔素與維他命E等抗氧化物質，因此，要大量攝取。

進行快走等運動時，為了防止與動脈硬化有關的LDL-膽固醇氧化，就要充分的攝取深色蔬菜。

持續一個月後產生各種效果

根據美國與德國方面所進行的調查，發現只要遵守以上的條件持續快走，則一個月內就可以使得偏高的血壓下降。

同時，能夠使得抑制動脈硬化的HDL-膽固醇（好的脂蛋白）增加。

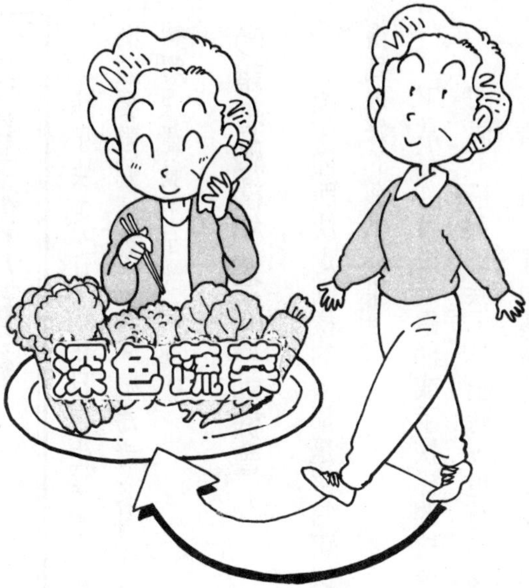

此外，也能夠減少加速動脈硬化進行的LDL－膽固醇和血中的中性脂肪量，使血糖值下降。

關於血中脂質的數值，膽固醇值平均下降十％、中性脂肪下降二十％。為了改善高血脂症，除了改善飲食之外，還要納入快走，其理由就在於此。

抱持「非走不可」的心態，好像盡義務似的走路，反而會成為壓力。較理想的做法是，先設定一週要走的大致目標。當身體狀況或心情欠佳時，就暫時休息不要走，利用其他的日子多走一點路。總之，快樂的步行才是最重要的。

盡量利用樓梯

除了快走之外，在日常生活中能夠隨時進行的運動，就是爬樓梯。除了必須要限制運動的心臟病患者之外，其他人都要增加爬樓梯的機會，藉此能夠解決運動不足的問題。

＊藉著爬樓梯增加運動機會

爬樓梯與快走同樣的，都是平常可以輕鬆進行的運動。程度比快走更強，能夠得到很好的運動成果。

平常有許多搭乘電梯或手扶梯的機會，尤其上班族，更是很少有機會爬樓梯。即使不是上班族，外出時，也有許多搭乘電梯等的機會。

要上下四、五個樓層時，可以利用手扶梯及電梯，或走二個樓層，剩下的樓層才利用手扶梯等。如果只爬二、三個樓層時，最好使用樓梯。

＊罹患心臟或呼吸系統疾病以及膝痛的人要注意

前面提及，運動不限於在體育館或運動場內進行。只要有空，隨時隨地都能夠運動，這才是消除運動不足的實際方法。而樓梯正是大家都可以輕鬆利用的「優良運動場所」。

不過，罹患心臟或呼吸系統疾病，以及因為膝痛、腰痛等而運動受限的人，上下樓梯是極大的負擔，要避免。

已經出現動脈硬化併發症或引起狹心症時，爬樓梯會造成身體的負擔，誘發心臟病發作。

經由健康檢查確認沒有以上問題時，就要積極的將爬樓梯納入生活中。

一大早就爬樓梯，容易造成血壓上升、生成血栓等，要避免。

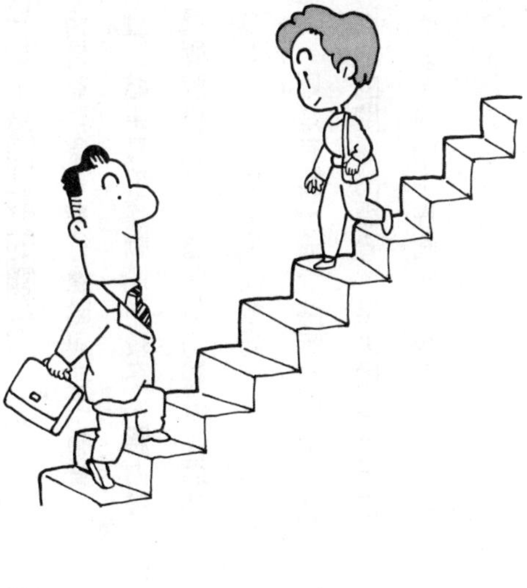

❗日常生活中消耗掉的熱量

體重60kg的男女持續運動1小時的情況(單位：kcaℓ／小時)		
日常活動與運動的種類	男	女
慢慢的步行（購物、散步）	90	90
家庭菜園、除草	120	120
一般步行（運動、購物）	130	120
騎自行車（普通速度）	160	150
快走（通勤、購物）	210	210
上下樓梯	280	270

（根據厚生勞動省的資料）

❗運動與HDL－膽固醇的關係

以某地的公務員為對象，進行運動與血中脂質、脂蛋白的相關調查，結果發現運動能力較高、體力較好的人，血中總膽固醇值與中性脂肪值均較低，而抑制動脈硬化的HDL－膽固醇值反而較高。

另外一項研究，則是有關一天走路步數與中性脂肪、HDL－膽固醇的關係的調查。結果顯示一天走路步數不到六百的人，血中中性脂肪值較高、HDL－膽固醇值較低。

為了引出食物療法的效果，適度快走非常有效。

COLUMN

運動不足是引起心臟病的要因

司機與車掌相比……

運動不足與生活習慣病的發病和惡化的關係，在國外曾經基於不同的勞動條件，進行心臟病等疾病罹患率的相關調查。首先是英國所進行的某項調查最受人矚目。

調查內容是，倫敦市雙層巴士的司機與車掌相比，司機罹患心臟病的比例高出許多。尤其是動脈硬化所引起的缺血性心臟疾病，其發病率為車掌的二倍以上。

司機開車時，必須要隨時注意交通號誌、行人與其他車輛等，持續坐在駕駛座上承受較大的壓力。車掌則在搖晃的車內來回走動，自然的就成為一種全身運動。由於運動量的差距而造成不同的結果。

美國鐵路公司的調查

美國芝加哥市某鐵路公司，針對號誌轉轍員與售票員進行比較研究。轉轍員的主要工作是負責切換線路點。在電腦普及之前，轉轍員要在現場移動沈重的轉轍器（道閘）以讓軌道移動。這種重勞動工作的運動量較多。

與此相比，售票員幾乎都是坐著工作。

在自動售票機尚未普及的年代，為了方便顧客隨時購票，售票員不能離開工作現場，長時間坐在位子上，運動量明顯減少。

與轉轍員相比，售票員罹患心臟病或動脈硬化的機率較高。

高齡者也要適度運動

根據另外一項研究顯示，運動量較多的人與較少的人相比，不容易出現動脈硬化及動脈硬化所造成的心臟病。

不過，幾乎所有的研究都是以壯年人、青年人為對象，沒有高齡者相關數字。對於高齡者是否需要運動，大都抱持較慎重的態度，長期以來並沒有明確的結論。

前面提及的「弗朗明哥研究」（四十一頁），其規模較大，也包括七十歲以上高齡者需要運動的資料。結果顯示進行輕鬆運動的高齡者，較不容易出現心臟病或動脈硬化。

根據這種研究結果，認為要預防動脈硬化及動脈硬化所引起的心臟病，則「無論男女老幼，都要進行適度的運動。其種類與量因人而異，各有不同」。

忽略體力或身體狀態而貿然運動，有時反而會誘發心臟病等。尤其進行劇烈的運動，或以不習慣的姿勢勉強活動，都可能會誘發心臟病。

雖然運動對身體很好，但是不能勉強。選擇適合自己的運動，在不勉強的範圍內，慢慢的增加運動強度持續進行，這才是最理想的做法。

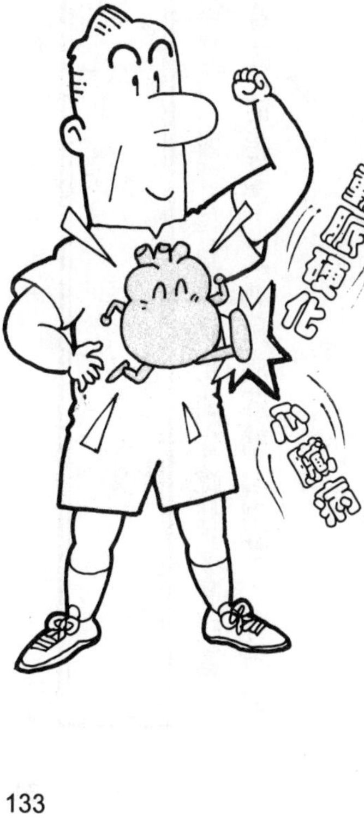

戒菸或減少吸菸

高血脂症患者如果有抽菸的習慣，則引起動脈硬化的危險性就會提高。必要時，可以參加戒菸班或接受醫生的指導，或利用戒菸輔助劑等，努力的戒菸或減少吸菸。

⊛菸會加速動脈硬化進行的四大理由

吸菸是引起動脈硬化的重要因素。高血脂症患者吸菸，則危險性更高。菸會促進動脈硬化，理由有以下四點。

首先，吸菸會導致血管最內側的內皮細胞受傷，使得吸收到體內的一氧化碳、二氧化碳或碳化氫等直接或間接造成動脈壁缺氧而受損。

第二是，會使得血中的ＬＤＬ-膽固醇氧化變性，促進動脈硬化。

第三是，會促進血管收縮，造成血壓上升，加速動脈硬化。

第四是，吸菸會使得抑制動脈硬化的ＨＤＬ-膽固醇減少。尤其是高血脂症患者，可以藉由飲食或運動增加ＨＤＬ－膽固醇，但如果有吸菸習慣，就很難達成這個目標。

＊立刻採取戒菸、減菸的行動

想要戒菸或減少吸菸時，就要謀求具體對策。例如，可以參加地區或醫院主辦的戒菸教室。

不妨抱持姑且一試的心情參加。如果能夠因此而戒菸或減少抽菸量，那麼對於健康而言，就具有相當大的意義。

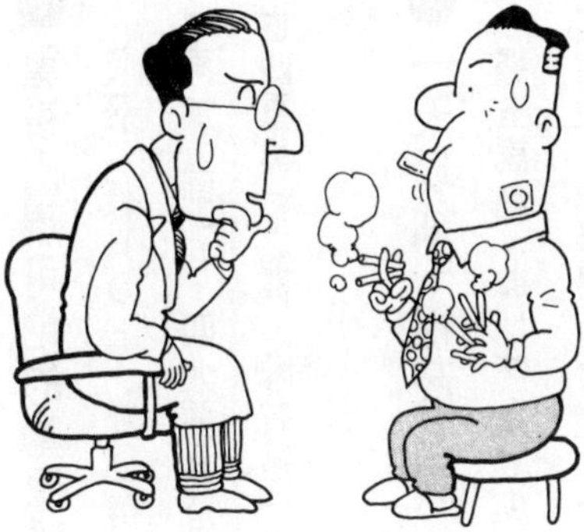

除了參加戒菸教室之外，和主治醫生或保健護士商量也是不錯的方法。

利用以上的方法很難戒菸或減少菸量的人，也可以借助尼古丁口香糖或貼片等。這些戒菸輔助劑有助於緩和尼古丁的脫癮症狀。必須要由醫生開處方，需要時，可以和醫生商量。

❗重複出現可怕的動脈硬化危險因子

吸菸（低ＨＤＬ－膽固醇）、高血脂症與高血壓是加速動脈硬化進行的三大危險因子。如果再加上肥胖，四大要素齊備時，則動脈硬化就會不斷的進行，死亡率提升，因此，有「死亡四重奏」之稱。唯有逐一去除這些危險因子，才能夠遠離死亡的威脅。

❗一天以抽十根菸為限

過去認為，與抽菸量較少的人相比，每天抽二十根菸以上的人，動脈硬化進行的速度快三倍以上。但是最近發現，一天抽十根菸以上，就容易引起動脈硬化。

當然，戒菸是最理想的，至少應該控制在一天抽十根菸以下。

❗尼古丁口香糖、尼古丁貼片

為戒菸輔助劑。有助於抑制尼古丁的脫癮症狀。尼古丁口香糖和一般的口糖類似，可以用來咀嚼。尼古丁貼片則是貼於肌膚上，經由皮膚吸收尼古丁。

最初使用尼古丁濃度較高的商品，然後慢慢的變成濃度較低的商品，進而達成戒菸的目的。利用這些輔助劑，能夠抑制痛苦的脫癮症狀。只要加以活用，戒菸的成功率相當高。

COLUMN

高血脂症加上吸菸，會提升心臟病發作的危險性

引起動脈硬化的因素有很多。首先要找出「嫌疑犯」，然後，進行各項調查研究，再經由追蹤、確認後，就可以找出「元兇」。

近年來，經由醫界相關人士不斷的努力，在預防與治療動脈硬化上進步顯著。這些研究皆以多數人為對象，進行長年的追蹤調查。

第二章所介紹的弗朗明哥研究（四十一頁），就是在美國波士頓西郊所進行的調查之一，成果斐然。

根據這項調查的資料顯示，高血壓、高血脂症、吸菸與糖尿病等，都是引起動脈硬化的重大因素。這些因素一旦重疊出現時，危險度就會大為提高。

尤其當高膽固醇血症與吸菸兩大危險因素共存時，就會引起心臟病發作。血中膽固醇值較高的吸菸者與沒有這些要因的人相比，心臟病的罹患率為二～三倍（圖表①與③）。

如果再加上高血壓，則心臟病的罹患率更是高達三～四倍（圖表①與④）。

反之，只要戒菸，就能夠降低動脈硬化與心臟病的危險性。

例如，遺傳與年齡問題，是無法自我控制的因素，一旦罹病後，必須要長期治療以改善疾病。與此相比，吸菸可以靠自我的意志控制，只要下定決心，就能夠確實的戒除。

老菸槍想戒菸較為困難，不過只要耐心、慢慢的控制菸量，就能夠朝向節菸、戒菸的目標邁進。

吸菸、高膽固醇血症與心臟病發作的關係

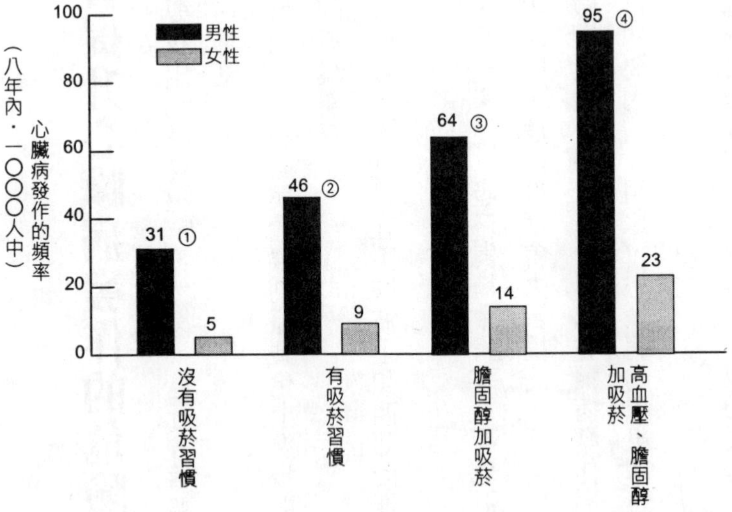

（根據弗朗明哥研究的資料）

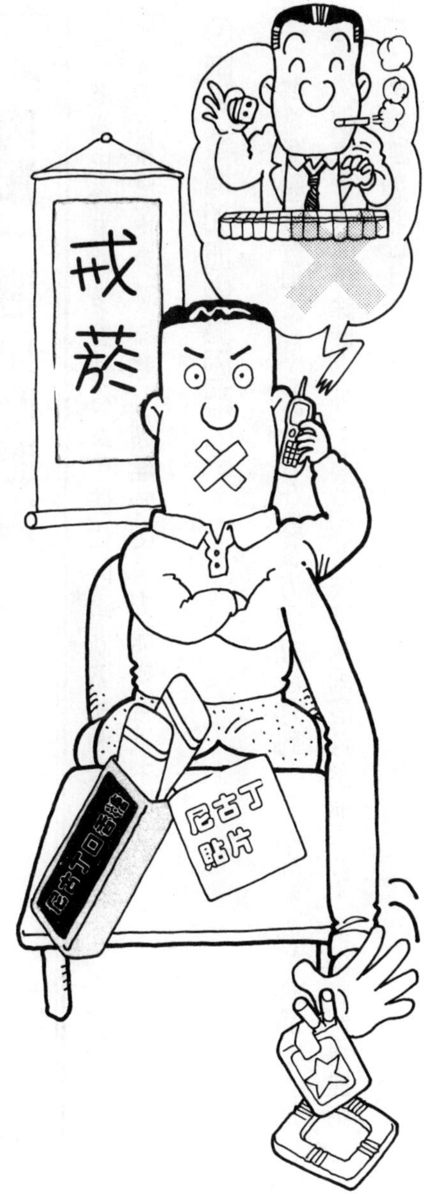
戒菸
尼古丁口香糖
尼古丁貼片

總膽固醇處理法 1

【肉類】避免吃肥肉

肥肉中含有許多會使得血中膽固醇上升的飽和脂肪酸。尤其是堪稱為脂肪塊的白色肥肉更要注意。調理時必須去除或留下不吃。

⊛肥肉會增加血中膽固醇

為避免膽固醇值上升，許多人在飲食方面會注意到「少吃高膽固醇食品」。這點當然很重要，但是除此之外，還必須要注意膽固醇含量並不多，但卻會使得血中膽固醇增加的食品。

其代表就是牛肉或豬肉的脂肪。脂肪中含有基礎構造部分的「脂肪酸」。依食品的不同，所含脂肪酸的種類與比例也各有不同。不過特徵是，肉類脂肪的「飽和脂肪酸」較多，會提高體內合成膽固醇，使得血中膽固醇值上升。

肉類的脂肪依部位的不同，有時會混合瘦肉。必須注意的是，只有脂肪凝固成白色「肥肉」的部分。

肥肉中含有豐富的飽和脂肪酸，對於高膽固醇血症的人而言是「最大的敵人」並非危言聳聽。在體內的膽固醇中，經由飲食攝取的部分平均一天為三百mg，而在肝臟等處所合成的膽固醇則多達三～六倍，一天為一千～二千mg。

因此，要降低從食物中攝取的膽固醇，減少飽和脂肪酸的攝取量。不吃肉類的脂肪非常重要。

＊留下肥肉不吃或事先切除

對付肥肉這種「敵人」的方法如下。

①烹調時事先切掉、②吃的時候留下。這兩種方法都值得一試。

你選擇容易實行的方法。有些人會說「既然已經做成美味佳餚，留下不吃很可惜」，或是「想要吃美味的肥肉」。這些人在調理食物時，最好先去除肥肉。最近在市面上可以買到事先去除脂肪的煎肉排或炸肉排用的豬脊背肉，可以善加利用。也可以請肉店代為去除肥肉部分。

外食者最好留下肥肉不吃。無法做到的人，可以選擇不含肥肉的里肌肉代替脊背肉。與脊背肉相比，里肌肉稍貴一些，但基於改善高膽固醇血症、預防動脈硬化

❶牛肉的各部位名稱及飽和脂肪酸的含量

※平常所吃的乳用肥育公牛的脂肪附著情況。

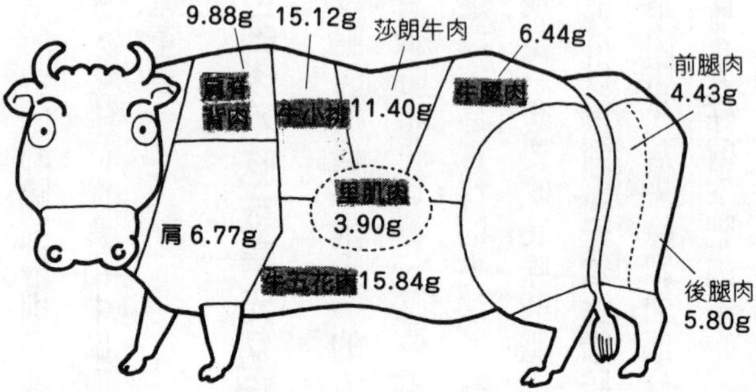

可食部100g中（根據科學技術廳資源調查會編『五訂日本食品標準成分表』製作而成）

等健康方面的考量，這也應該算是便宜的代價。

❶肉類的肥肉是飽和脂肪酸的「寶庫」

三十g肉類的肥肉中，大約含有十g的飽和脂肪酸。同樣是脂肪，三十g的鮪魚肥肉中，飽和脂肪酸的含量為一・六g（由日本食品脂溶性成分表換算成鮪魚的數值）。由此可知，肉類的肥肉中含有大量的飽和脂肪酸，可說是「最大的敵人」。

❶利用煮的方式去除多餘的油脂

肉類煮過之後，脂肪會大幅減少。因此，事先煮過去除油脂後再烹調，也是不錯的方法。

此外，在煎厚肉片時加蓋燜燒，能夠迅速煮熟，而且也不必使用太多的油。

【肉類】不要吃雞皮

雞皮與肉類脂肪同樣的，飽和脂肪酸的含量較高。烹調時要事先去除或留下不吃。此外，要盡量多利用脂肪量較低的雞種或部位。

㊟雞皮與肉類脂肪同樣含有豐富的飽和脂肪酸

雞皮和牛、豬肉的脂肪相比，同樣含有許多會使得血中膽固醇上升的飽和脂肪酸。含量與肥肉大致相同，三十g的雞皮中大約含有十g的飽和脂肪酸。

想要避免血中膽固醇值上升或希望降低膽固醇值時，則除了肥肉之外，也要避免吃雞皮。

具體的方法與肥肉的處理法相同，亦即烹調時去除雞皮以及留下雞皮不吃。

無法拒絕美味佳餚的人，最好在烹調時就事先去除雞皮。

雞肉依部位的不同，即使已經去皮，但是，皮下也可能附著許多的脂肪（黃色脂肪），要同時去除。

外食時要選擇煎雞肉，較容易去皮，盡量留下雞皮不吃。

⊛利用低脂肪的土雞或雞柳

一般而言，與土雞相比，肉雞的脂肪較多。即使去皮，雞肉本身的脂肪含量也較多，要注意。

土雞的價格比肉雞稍貴，但是脂肪低，肉（去除皮與肥肉）具有甘甜味，口感較佳，同時不必擔心會造成血中膽固醇值上升。最近很容易買到土雞，可以輕鬆享受美味的雞肉大餐。

考慮價格問題而不能經常吃土雞的人，可以利用肉雞的雞柳或雞胸肉（去皮）等低脂部位。

這些部位依調理法的不同，有時吃起來會覺得淡而無味。秘訣就是「要高明的使用植物油」。將雞肉裹上薄薄的麵衣，做成炸雞或煎雞肉，或先煮過再撕開，淋上調味醬等調拌，做成雞絲沙拉。

想要抑制攝取的熱量時，可以將雞柳等沾太白粉來炒或煮。太白粉有助於產生濃厚的味道與甘甜味。如此一來，不使用油就可以吃到美味的低脂雞肉。

!豬肉的部位名稱及飽和脂肪酸含量

※一般所吃的大型種的脂肪附著情形

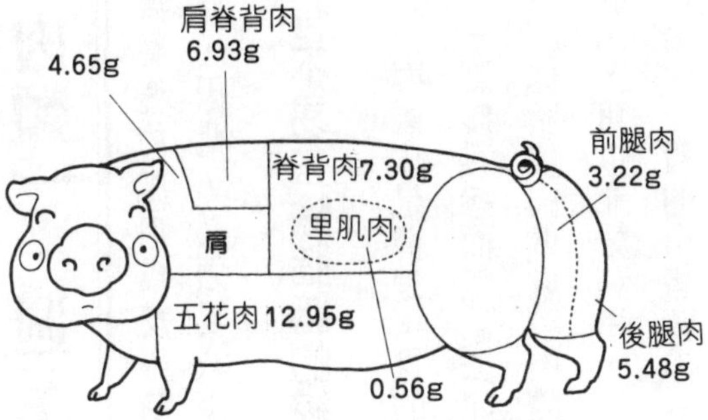

可食部100g中（根據科學技術廳資源調查會編『五訂日本食品標準成分表』製作而成）

!雞肉的各部位名稱及飽和脂肪酸的含量

※嫩雞、雞柳以外連皮的部分

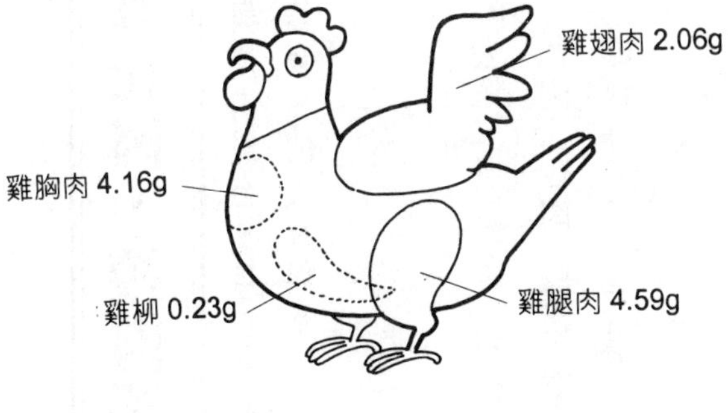

可食部100g中（根據科學技術廳資源調查會編『五訂日本食品標準成分表』製作而成）

【肉類】一週至多只能吃一次五花肉、絞肉等

與整塊的肥肉或皮不同的是，五花肉中的肥肉與瘦肉混合，無法輕易去除脂肪。因此，必須要減少攝取絞肉、漢堡與香腸等食品的次數與量。

✻含有不易去除脂肪的絞肉與五花肉

肥肉與雞皮是清楚可見的肥肉，擔心時，可以輕易的去除。但是，許多食品中都包含「肥瘦雜摻而無法去除的動物性脂肪」。例如，五花肉、絞肉、漢堡與香腸等都是。低脂瘦肉做成絞肉的脂肪含量較低。最近也可以買到特別標示「瘦肉」的低脂絞肉，可以充分利用。

但是，一般的市售絞肉（牛、豬、雞的絞肉、牛肉混合豬肉的絞肉等）脂肪含量較高。將脂肪混入其中，既能夠產生甘甜味又能夠抑制成本。

漢堡或香腸的情況也是相同。利用低脂絞肉親手製作的食品較令人安心。市售品大都是高脂肪食品。

雖然牛或豬五花肉不像絞肉般已經混合在一起，但是，脂肪層和瘦肉層交互重疊，很難去除脂肪。

想要減少脂肪量時，可以利用鐵絲網烤以去除脂肪。不過，烤過的口感較硬，不好吃。

減少以上食品的攝取量或次數，才是最實際、有效的方法。

⊛一週只能吃一次，吃二次時則量要減半

以上食品一週只能夠吃一次。喜歡吃五花肉或絞肉料理的人，一週只能享受一次，藉此控制攝取量。

例如，「週末可以吃到自己喜歡吃的絞肉料理，所以平時就要忍耐」，堅持這種理念，才能夠長久持續。

如果一週想吃二次，則每次的量就要減半。要抱持「採用對身體不會產生害處的方式長期享用」的態度來改善飲食。

可以活用瘦肉絞肉，或製作低脂絞肉的料理。只要加上味濃的醬料或添加沾醬等，則即使是低脂絞肉，也會成為美味佳餚。

❗五花肉、絞肉的脂肪含量

●帶脂牛五花肉（乳用肥育公牛）	42.6g
●牛絞肉	15.1g
●帶脂豬五花肉（大型種）	34.6g
●豬絞肉	15.1g

可食部100g中（根據科學技術廳資源調查會編『五訂日本食品標準成分表』製作而成）

❗香腸、漢堡等的脂肪含量

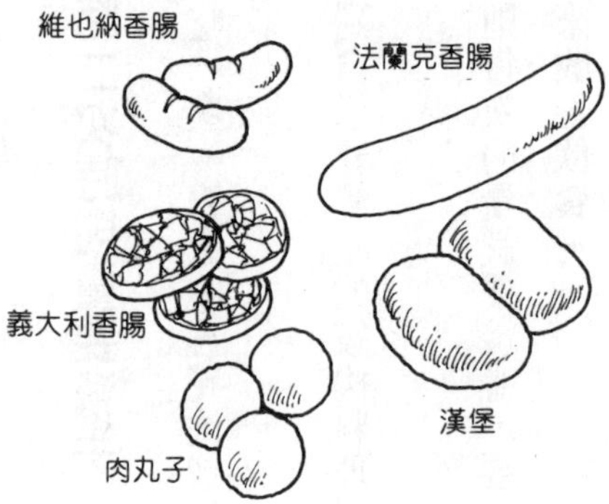

●法蘭克香腸	24.7g
●維也納香腸	28.5g
●義大利香腸等乾燥香腸	43.0g
●漢堡（冷凍食品）	13.4g
●肉丸子（冷凍品）	16.4g

可食部 100g中（根據科學技術廳資源調查會編『五訂日本食品標準成分表』製作而成）

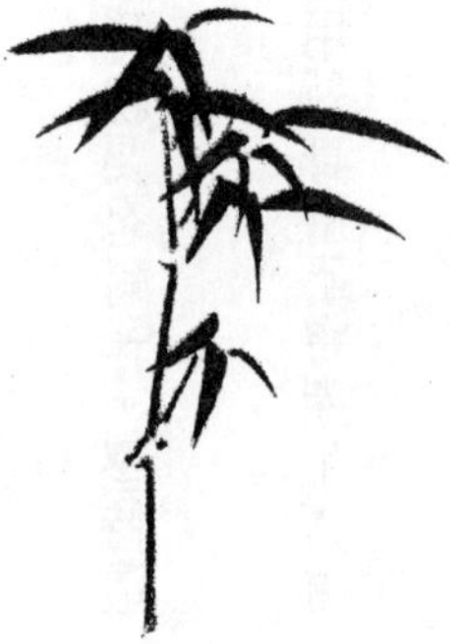

COLUMN

考慮脂肪酸的比率，均衡的攝取飲食

利用雙重結合數與位置來分類

脂質幾乎都含有基礎的「脂肪酸」。脂肪酸的種類繁多，存在於各種食品中。

脂肪酸大致分為「飽和脂肪酸」與「不飽和脂肪酸」二種。不飽和脂肪酸又分為「多元不飽和脂肪酸」與「單元不飽和脂肪酸」。這是根據構成脂肪酸的碳（C）的結合情況加以分類。就構造上來看，脂肪酸由四個以上、三十個以內的碳相連接，沒有「雙重結合」的部分，就是飽和脂肪酸。有一處結合，則為單元不飽和脂肪酸，有二處以上結合，則為多元不飽和脂肪酸。

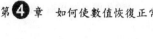

所謂的雙重結合，是指一旦有機會，就想要和其他物質相連的「空出來的手」這種物質。因此，有較多雙重結合的多元不飽和脂肪酸雖然活性強，但是，較不穩定、容易氧化。

多元不飽和脂肪酸因雙重結合部位的不同，又可以分為幾類，特別要記住的是

n－6系（ω－6系）與n－3系（ω－3系）。

n－6系的代表，就是植物油中含量較多的亞油酸；n－3系的代表則是海鮮類中含量較多的EPA（二十碳五烯酸，正式名稱為IPA）或DHA（二十二碳六烯酸）以及α－亞麻酸等。

脂肪酸各自具有特定的作用

脂肪酸各自擁有如一五一頁表所示的生理活性與特徵。各有優缺點，具有特殊的作用。為了增進健康、預防並改善疾病，必須要均衡的攝取脂肪酸。

基本的平衡，則是「飽和脂肪酸」比「單元不飽和脂肪酸」比「多元不飽和脂肪酸」為三比四比三。「n－6系」比「n－3系」則是四比一以下較好。

大致而言，利用以下的方式均衡的攝取脂肪酸，就能夠得到均衡的飲食生活。要記住大致的標準，經常檢查自已的飲食生活。

- 肉一週攝取二～三次，一次九十g。
- 脂肪較多的魚一週攝取五～六塊。
- 蛋一週吃三個。

脂肪酸的種類與特徵

種　類	代表性脂肪酸	含量較多的食品	特　徵
飽和脂肪酸	棕櫚酸、硬脂酸、豆蔻酸等	肉類脂肪、椰子油、可可油等	在較低溫中不容易溶解，在室溫下大都為固體。性質穩定，不過，進入體內會使得多餘的膽固醇增加。
單元不飽和脂肪酸	油酸等	橄欖油、菜籽油、新紅花油等	在室溫下為液體。較穩定，加熱後也不易氧化。會降低HDL－膽固醇值，同時也會使得LDL－膽固醇值下降，抑制會加速動脈硬化進行的過氧化脂質的生成。
多元不飽和脂肪酸（n-6系）	亞油酸、γ-亞麻酸等	紅花油、葵花油、玉米油、大豆油、棉籽油等	在室溫下為液體。不穩定，因加熱等而變得容易氧化。能夠降低血中膽固醇。但是攝取過多時，連HDL－膽固醇也會下降。
多元不飽和脂肪酸（n-3系）	EPA（IPA）、DHA、α-亞麻酸等	海鮮類的脂肪、紫蘇油、蘇子油等	在室溫下為液體。不穩定，容易氧化。不會直接降低血中膽固醇，但是卻能夠使得中性脂肪降低、HDL－膽固醇上升，有效防止血栓，抑制動脈硬化。

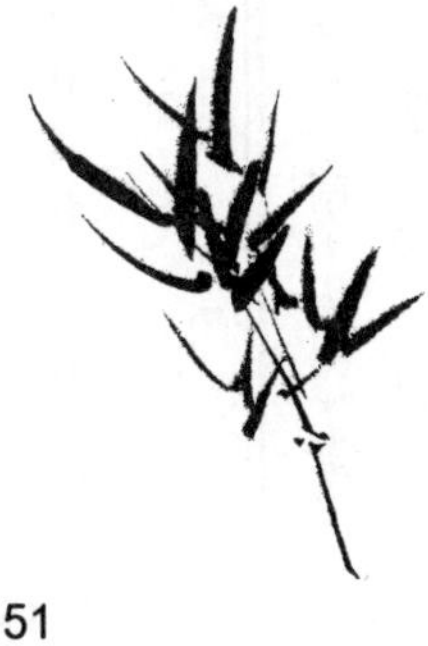

・多攝取納豆或大豆等大豆類，一週攝取五次。

・植物油以沙拉油和橄欖油各半。

【海鮮類】魚卵一週吃三次以內

鱈魚子、鹹鮭魚子、鹽醃鮭魚子等魚卵類，其膽固醇含量很高，為雞蛋的七～八成。過度攝取，會使得血中膽固醇值上升，一週只能吃三次以內。

＊魚卵中含有豐富的膽固醇

大家都知道蛋中含有許多的膽固醇。提到蛋，會立刻令人聯想到「雞蛋」。但除此之外，也要特別注意「魚卵」。

雞蛋中所含的膽固醇的確很高，平常經常攝取，要注意。鵪鶉蛋的情況也是相同。除了雞蛋外，我們平時所吃的魚卵，例如，鱈魚子、鹹鮭魚子、鹽醃鮭魚子與海膽等，也必須要注意。

這些魚卵類經常被忽略。「已經控制雞蛋和肉類的攝取量，為什麼血中膽固醇值還是無法下降？」仔細調查後，發現有這種疑問的人之中，不少人經常吃魚卵。

魚卵就是魚的蛋，其中也含有豐富的膽固醇。含量為雞蛋的七～八成。五十g

的魚卵中含有一五〇～一九〇mg的膽固醇。如果拼命的吃，則不僅血中膽固醇值無法降低，反而還會升高。

魚卵與雞蛋同樣都含有豐富的膽固醇，因此，也要控制攝取量與次數。

＊減少次數與量，仔細的品嘗

魚卵類一週只能吃三次以內。在絞肉與香腸項目中已經敘述過，要堅守「週末可以吃到自己最喜歡的鱈魚子（鹹鮭魚子、鹽醃鮭魚子或海膽），為了到時感覺更美味，所以平時就要忍耐」的理念，進行自我控制。

一週想要吃三次時，就必須要減量。原本魚卵類就不能一次吃很多。少量品嘗，既能夠控制攝取量，也能夠享受美味。

魚卵類的膽固醇含量	
鹹鮭魚子	510mg
鱈魚子	350mg
海膽	290mg
乾青魚子	370mg
鹹魚子醬	500mg

可食部100g中（根據科學技術廳資源調查會編『五訂日本食品標準成分表』製作而成）

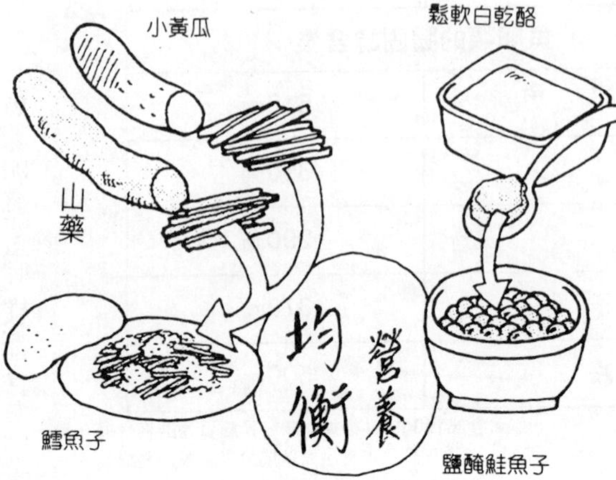
鬆軟白乾酪
小黃瓜
山藥
營養
均衡
鱈魚子
鹽醃鮭魚子

享受少量魚卵的美味吃法

魚卵類最簡單的吃法，就是鋪在飯上吃。此外，也可以和許多食品搭配組合，涼拌來吃。

例如，混合低脂鬆軟白乾酪與鹽醃鮭魚子，或將小黃瓜、山藥切絲，混合撥散的鱈魚子，營養均衡且美味。

魚卵的油有助於預防動脈硬化

雞蛋和魚卵都含有豐富的膽固醇。此外，魚卵還具有雞蛋所沒有的優點。亦即含有許多EPA（IPA）和DHA等能夠抑制動脈硬化的脂肪酸。

雖然不能吃得過多，但是，為了利用其優點，一週最好吃一次。

總膽固醇處理法 5

【海鮮類】少吃內臟

海鮮類的內臟和魚卵同樣含有豐富的膽固醇。一般人會將新鮮的秋刀魚或香魚的肉與內臟一起吃下。但是考慮到高膽固醇含量，最好少吃內臟。

⊛魚的內臟含有大量的膽固醇

一般而言，血中膽固醇值較高的人，日常飲食中最好多吃魚、少吃肉。魚類中會使得血中膽固醇上升的飽和脂肪酸含量較少，而能夠抑制動脈硬化的EPA或DHA等不飽和脂肪酸的含量較多。

不過有些部位的情況例外，膽固醇的含量非常高，必須避免食用。除了前面提及的魚卵之外，還要注意魚的內臟。

大部分的魚都會先去除內臟後再調理。切片的魚或做成生魚片當然不會留下內臟，而紅燒魚或煮魚也大都會事先去除內臟。

但對於少部分新鮮的魚則會留下內臟，採用燒烤的方式處理，藉此品嘗魚肉與內臟的美味。像秋刀魚與香魚就是代表例子。

對於喜歡吃魚內臟的人而言，這些是無可取代的美味佳餚，但遺憾的是膽固醇的含量非常高。

＊先去除內臟再烹調

即使日常飲食中盡量控制膽固醇的攝取量，然而卻大口的吃下魚內臟，這樣當然效果不彰。血中膽固醇值較高的人，最好不要吃魚的內臟。

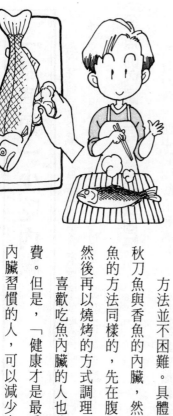

方法並不困難。具體而言，就是要事先去除秋刀魚與香魚的內臟，然後再調理。與處理竹筴魚的方法同樣的，先在腹部劃一刀，取出內臟，然後再以燒烤的方式調理。

喜歡吃魚內臟的人也許會覺得這麼做非常浪費。但是，「健康才是最重要的」。無法戒除吃內臟習慣的人，可以減少食用量，一季只能品嚐一～二次。

●竹筴魚	77mg
●遠東沙腦魚	65mg
●鰹魚（春季捕獲）	60mg
●白鮭魚	59mg
●虱目魚	64mg
●黑鮪魚	50mg

可食部100g中（根據科學技術廳資源調查會編『五訂日本食品標準成分表』製作而成）

注意其他魚類的內臟

鮟鱇魚的內臟也含有豐富的膽固醇，被當成獨立的高級食材而備受重視。五十g鮟鱇魚的內臟（一塊左右），其膽固醇含量高達二八〇mg。

鱈魚魚精的膽固醇含量也很高，要盡量避免攝取。

一般魚的膽固醇含量

不含魚卵或內臟的一般魚類，其膽固醇含量並不高。就熱量與脂肪量而言，比肉類更令人安心。

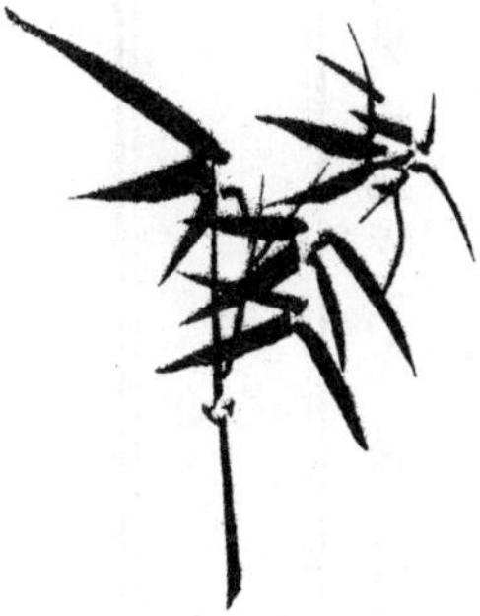

總膽固醇處理法 6

【海鮮類】不要每天吃魩仔魚

吃魩仔魚等小魚類可以補充鈣質。不過，因為連內臟一起吃下，膽固醇含量較高，所以，不要每天吃或一次吃很多。

⊛小魚容易成為盲點。要控制攝取的頻率與量

魩仔魚等連骨都可以吃的小魚，其鈣質含量豐富，有助於補充鈣質，可預防骨質疏鬆症。不過，對於血中膽固醇值較高的人而言，這也會造成困擾，因為小魚中含有大量的膽固醇。

一般而言，小魚予人健康的印象，許多人忽略了其中所含的高膽固醇。前面敘述過，魚的內臟中含有豐富的膽固醇。吃下一整條小魚，不僅是骨骼，連內臟也一起吃下，所以，會攝取到大量的膽固醇。

魩仔魚等小魚容易成為盲點，所以，日常飲食中要控制其攝取量，以減少飲食中的膽固醇量。

吃二大匙魩仔魚，就會攝取到五十mg的膽固醇。為了補充鈣質，每天三餐都吃二大匙（約二十g），那麼，一天就會攝取到一五〇mg的膽固醇，相當於三分之二顆雞蛋的膽固醇。這也是不容忽略的量。

＊注意柳葉魚或若鷺等

血中膽固醇值較高的人，不要每餐或每天吃魩仔魚，至多隔天吃一次，或將每次的攝取量減半。一天只攝取一大匙，這樣就可以控制膽固醇的攝取量。

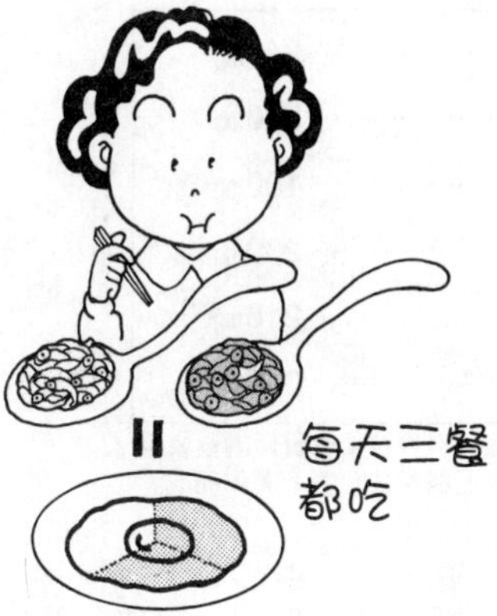

除了魩仔魚之外，小乾白魚或整條曬乾的沙丁魚、柳葉魚、泥鰍、若鷺與銀魚等的情形也是相同。尤其柳葉魚中含有許多的魚卵，膽固醇量更高。

要避免經常吃以上的食品，而且每次的食用量也要減少。

❗ 小魚的膽固醇含量

●魩仔魚	240mg
●整條曬乾的沙丁魚	220mg
●鹹沙丁魚乾串	100mg
●柳葉魚	230mg
●泥鰍	210mg
●若鷺	210mg

可食部100g中（根據科學技術廳資源調查會編『五訂日本食品標準成分表』製作而成）

❗ 從低脂乳製品中攝取鈣質

女性停經後，罹患高膽固醇血症或骨質疏鬆症的危險性提高。解決方法就是要抑制膽固醇的攝取量，同時要多攝取鈣質。

鈣質的最佳來源，包括低脂牛奶、脫脂奶、鬆軟白乾酪與低脂優格等。其中以脂肪含量較少的乳製品最為理想。

乳製品除了直接食用之外，也可以加入料理中。多攝取乳製品的鈣質、減少小魚的攝取量，這才是最好的方法。

❗ 去除小乾白魚的內臟再食用

魩仔魚等小魚的內臟無法去除，但是，小乾白魚的內臟則可以輕易的去除。去頭後剖成兩半，去除黑色的內臟，這樣不僅能夠使魚變得美味，同時也能夠降低膽固醇量。

處理過的小乾白魚可用來熬煮高湯，或放入鍋中略炒，當成優質鈣質來源的點心。

【海鮮類】花枝、蝦等一週只能吃一～二次

蝦雖然是低脂肪、低熱量並且含有優質蛋白質的海鮮，但同時也含有豐富的膽固醇。一週只能吃一～二次。吃三次以上時，必須要將量減半。

＊便當的固定菜單，不可以每天吃

花枝與蝦是低脂肪、低熱量並且含有優質蛋白質的食物。除了新鮮品之外，也有許多冷凍食品，方便做成平常的配菜或便當菜。

就營養或實用面來說，的確值得納入飲食生活中，但是，這些食品的膽固醇含量都很高。

雖然花枝與蝦的膽固醇含量不像蛋這麼高，但一〇〇g中也含有一五〇～三〇〇mg，相當於蛋的三～七成。對於高膽固醇血症的人而言，這也是不容忽視的量。

和蛋相同的一點，就是花枝與蝦都很容易調理，經常利用在便當與配菜中。孩子們都喜歡吃煎蛋、炸花枝或炸蝦等，而在大人的便當中，也經常可以看到

這些配菜。

如果再加上漢堡或香腸，就會成為高膽固醇食品。每天吃這種便當，當然很難改善膽固醇值。市售便當的情況也是相同，經常使用膽固醇含量較高的材料，要注意。

＊內臟部分含有更多的膽固醇

花枝與蝦並不是完全不能吃，但是，不能經常吃。目標是一週吃一～二次。一週想吃三次以上的人，最好每次的攝取量都要減半。

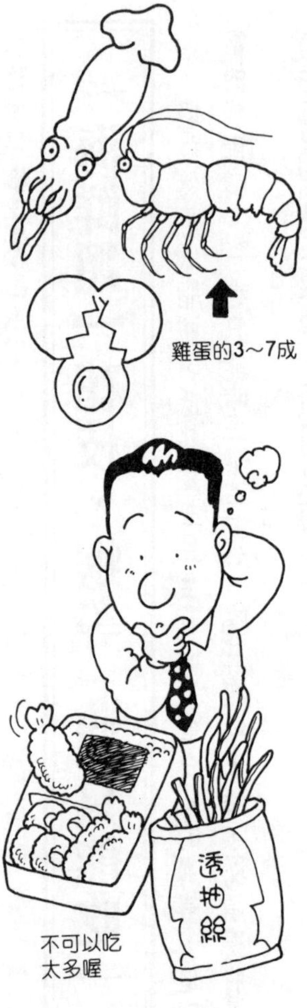

除了當成配菜外，將魷魚絲或透抽絲當點心或下酒菜來攝取，這也要注意。

花枝、蝦的膽固醇含量

●金烏賊	210mg
●鹹花枝	230mg
●魷魚絲	980mg
●透抽絲	370mg
●螢魷	240mg
●斑節蝦	170mg
●甜蝦	130mg
●龍蝦	93mg
●黑虎蝦	150mg

可食部100g中（根據科學技術廳資源調查會編『五訂日本食品標準成分表』製作而成）

像櫻花蝦與螢魷等含有內臟，膽固醇值含量更高，最好少吃這些食品。

花枝等的牛磺酸效用

花枝與蝦中含有較多的氨基酸（蛋白質的構成成分），其中的「牛磺酸」有助於消除疲勞，同時能夠降低血中膽固醇值。有些人認為，即使這些食品含有較高的膽固醇，但也能夠互相抵消。

不過，如果因此感到安心而大量攝取，則害處更大。必須要遵守一週吃一～二次的原則。

是否可以測定類似的物質？

在測定花枝與蝦的膽固醇時，有人指出應該可以和類似膽固醇的物質一併測量。只要能證明這一點，就不必再對花枝與蝦敬而遠之了。這一點還有待今後的研究。

總膽固醇處理法8

選擇低脂牛奶

一瓶牛奶中所含的普通脂肪為三・五%左右，其中七成（四g）是飽和脂肪。每天喝一瓶以上，會影響血中的膽固醇值，所以要更換為低脂牛奶。

⊛考慮鈣質的攝取，一天要喝一瓶

牛奶和蛋都是很好的營養食品，含有均衡的優質蛋白質與脂質、維他命A與B_2等。

二百mℓ的牛奶中，鈣質含量高達二百mg，吸收效率也很好，一天要喝一瓶。尤其是停經後的女性或容易罹患骨質疏鬆症的人，更需要重要的鈣質來源。

擔心膽固醇或熱量的人，可以利用低脂、脫脂或無脂牛奶代替一般的牛奶。

⊛脫脂牛奶的膽固醇值較低

二百mℓ的牛奶中含有三・五%、相當於七g的脂質，成人一天喝三瓶，就能滿

牛奶、低脂牛奶、脫脂奶粉的熱量比較（180mℓ）

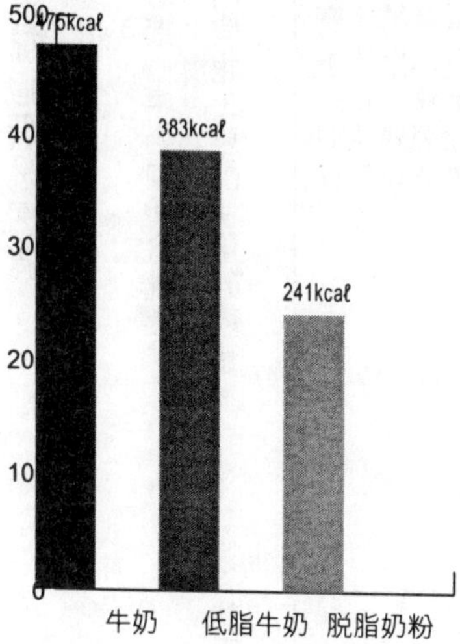

膽固醇值比較（200mℓ）

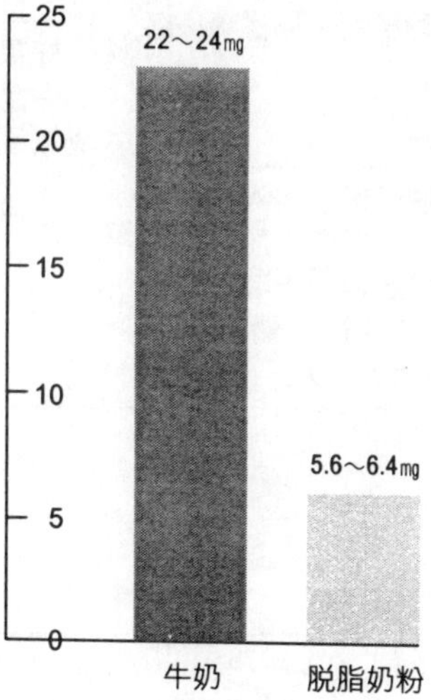

足一天的脂質需要量。

如上表所示，脫脂奶粉的熱量為一般牛奶的一半，膽固醇量為一般牛奶的四分之一。

十g脫脂奶粉就相當於二百mℓ牛奶的營養價，脂肪較少，蛋白質較多。

就熱量方面而言，最好選擇優格。與外國相比，液狀的脫脂奶在國內較少見，大都是利用粉末沖泡而成，較不方便利用。平常可以飲用無脂牛奶，而烹調時則使用脫脂奶粉。

❶利用脫脂奶粉烹調

●優格

不必擔心牛奶中所含乳脂肪或乳糖的問題，斟酌使用砂糖量。

材料（完成品為200g）

脫脂奶粉…22g、水…1杯、市售原味優格…1小匙、香草精、檸檬精…各少許

作　法

①將脫脂奶粉溶入少量的水中，以中火加熱，用木杓混合，煮滾後再煮3～4分鐘，關火，冷卻到50度以下。

②將攪拌過的原味優格加入①中，以打蛋器充分攪拌。滴上幾滴香草精、檸檬精，放入保温瓶中擱置一晚。

★凝固成蛋豆腐狀即可。放入冰箱保存。

●白菜豆煮脫脂奶

豆類中所含的食物纖維能夠抑制糖分的吸收，抑制肝臟中性脂肪的合成作用。

材料（1人份）

白菜豆……30g
胡蘿蔔……30g
洋蔥……30g（1/6個）
鹽、胡椒……各少許
湯……150ml
脫脂奶粉……10g
荷蘭芹……少許

作　法

①白菜豆放入水中浸泡一晚，煮軟。

②胡蘿蔔切成5㎜、洋蔥切成1㎝正方形，放入湯中熬煮。

③將②中加入①，用鹽與胡椒調味，繼續煮。

④加入脫脂奶粉略煮即可。

⑤盛入器皿中，撒上荷蘭芹末。

總膽固醇處理法 9

減少奶油的一次用量或使用頻率

十g的奶油中含有五g的飽和脂肪酸。經由飲食攝取的飽和脂肪酸會使得血中膽固醇值上升，因此，必須要減少奶油的攝取量，或以乳瑪琳、果醬等代替。

㊟麵包塗抹果醬，調理時只要增加香氣即可

奶油是由牛奶的脂肪（三・五%）濃縮成的八十%的脂肪塊，含有和肥肉相同的飽和脂肪酸，所以，要注意用量。

可以利用果醬代替奶油塗抹在麵包上，或將熱量控制為三分之一左右。不過，果醬中含有糖，所以，也不能塗抹太多。

料理中使用的奶油特別容易被忽略。利用奶油做湯或焗菜時，僅限於用來增添香氣。市售的甜麵包或點心中也加入許多奶油，要注意攝取量的問題。

＊即使以乳瑪琳取代也不能安心

乳瑪琳中所含的**飽和脂肪酸**，為奶油的三分之一左右。不過，膽固醇問題依然存在，所以也不能掉以輕心。

乳瑪琳中含有許多**不飽和脂肪酸**亞油酸，較不容易增加血中膽固醇，因此，要選擇含有亞油酸或低熱量的乳瑪琳。

市售的乳瑪琳不斷改良品質，幾乎都是使用植物油製造而成。其中所含的膽固醇量，依廠牌的不同而有不同，一般而言，「軟乳瑪琳」的膽固醇含量較少。

飽和脂肪酸……………………

脂肪酸包括飽和脂肪酸與不飽和脂肪酸二種。飽和脂肪酸在常温下幾乎都呈固體狀，以動物食品中的含量較多。一旦體內的飽和脂肪酸增加時，血中膽固

飽和脂肪酸含量較多的食品
奶油、加工乾酪、牛肉（莎朗牛排、里肌肉）、加工牛奶、花枝、豬肉（脊背肉、里肌肉）、咖哩塊、番茄醬、雞蛋、小紅豆、雞腿肉、竹筴魚、椰子油
不飽和脂肪酸含量較多的食品
乳瑪琳、橄欖油、沙拉油、芝麻油、玉米油、紅花油、棉籽油、大豆油、杏仁、花生、核桃、豆漿、豆腐、法式調味醬、美乃滋

（資料：科學技術廳資源調查會編『五訂日本食品標準成分表』）

醇就會增加。

不飽和脂肪酸

不飽和脂肪酸在常溫下為液體狀，像植物的油酸（橄欖油）、亞油酸（菜籽油、玉米油），以及魚類中所含的二十碳五烯酸（EPA）、二十二碳六烯酸（DHA）等都是。易與各種物質結合。在體內會和膽固醇結合，有助於排出多餘的膽固醇。

奶油、乳瑪琳、美乃滋的膽固醇比較（100g中的mg）

發酵奶油	230
無鹽奶油	220
有鹽奶油	210
軟式乳瑪琳	5
塗抹型脂肪	4
美乃滋全蛋型	60
美乃滋蛋黃型	150

（資料：科學技術廳資源調查會編
『五訂日本食品標準成分表』）

避免塗抹過多奶油的秘訣

將奶油塗抹在吐司麵包上時，最好只在半片麵包上塗抹薄薄的一層，另外一半則塗抹橘子醬等，這樣就可以減少奶油量，同時也能夠享受口味的變化。

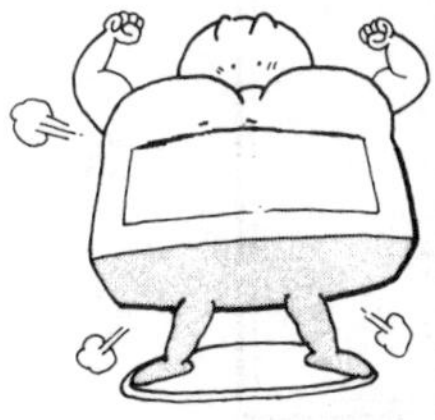

總膽固醇處理法10

一週只能夠吃一～二顆蛋

一顆蛋的蛋黃大約含有二三〇mg的膽固醇，相當於一天膽固醇攝取目標三〇〇mg的八成。膽固醇值較高的人，只能三天吃一顆蛋。

⊛攝取含有優質蛋白質的蛋白

蛋類中含有豐富優質的蛋白質與脂質、鈣、鐵、維他命A與B_2，是很棒的營養食品。健康的人可以一天吃一顆。

不過，膽固醇值較高的人必須要控制攝取量。

只有蛋黃部分含有膽固醇，蛋白幾乎不含膽固醇。高膽固醇血症患者「想要吃蛋」時，可以做成荷包蛋或水煮蛋，只吃蛋白部分。很想要吃蛋黃時，則可以煮半熟蛋，用蛋白沾些蛋黃來吃。

如果高齡者以蛋為最主要的蛋白質來源而沒有吃其他的配菜時，那麼，一週可以吃三顆蛋（二天吃一顆）。

＊注意油炸食品的麵衣與含有蛋的西點

我們會在不知不覺中攝取到蛋。吐司麵包或甜麵包、西點（蛋糕、布丁、派、奶油泡芙皮、牛奶燉蛋等）、油炸食品的麵衣、麵類、茶碗蒸、蛋豆腐等都含有蛋。這些都是必須要注意的食品。

其中，西點或甜麵包的材料為牛奶、奶油、蛋和砂糖等，使用很多的脂肪，是屬於高熱量食品。

與雞蛋相比，鴨蛋（皮蛋）的脂值含量將近二倍，熱量為一・五倍。

鵪鶉蛋和雞蛋相同，也含有很高的熱量與脂質。不可以因為外形小而吃太多。

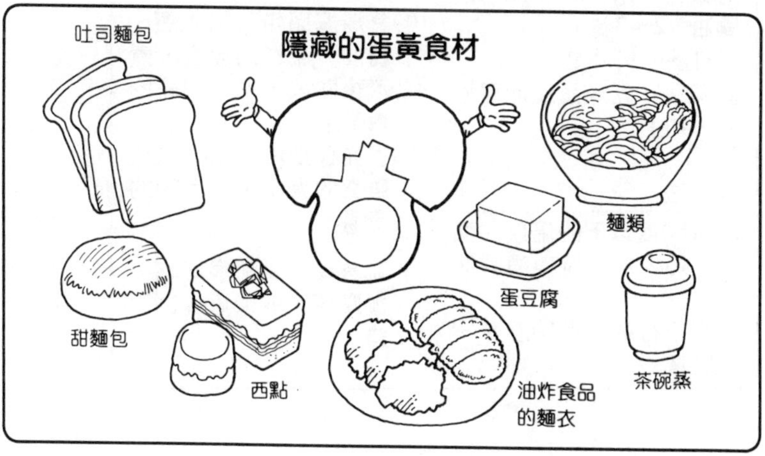

❶使用蛋白的菜單

●蛋白山藥糕

材料（1人份）

蛋白（大）…1個份、
山藥…40g、青紫蘇…1片
、醋醬油　鹽…1/6小匙

作　法

①山藥去皮，浸泡於醋水中15分鐘，用研磨棒磨成泥狀。
②於①中慢慢的加入蛋白，邊研磨邊加入1/6小匙的鹽調味。
③將②放入用水打濕的模型中。
④③放入冒出蒸氣的蒸籠中，用比中火略小的火蒸10分鐘。
⑤盛入器皿中，撒上青紫蘇，依個人喜好添加醋醬油。

●牛奶豆腐

材料（4人份）

蛋白…大約7個份、
牛奶…200㏄、鹽…2/5小匙、酒…2小匙、
高湯塊…1g、鹽…1/5小匙
醬油…2～3滴、
甜料酒…1/2小匙、
海帶芽（乾燥品浸泡還原）…40g

作　法

①用50度以下的溫度加熱牛奶，加入鹽與酒調味。
②蛋白打散，與①混合、過濾。
③②倒入模型中。
④將③放入冒出蒸氣的蒸籠中，用中火蒸2～3分鐘，稍微移開蓋子，用小火蒸15分鐘。
⑤將湯塊調勻，加入鹽、醬油、甜料酒混合，煮滾後關火，加入切碎的海帶芽。
⑥④從模型中移出，切成適當的大小，淋上⑤的高湯。

＊溫熱或冷食都很好吃，加點蔥花或柴魚片也不錯。

總膽固醇處理法11

減少美乃滋的使用量

美乃滋是以蛋黃和植物油製造出來的，具有提高血中膽固醇值的作用，必須要減少使用量。可以更換為少量的調味醬、醋或檸檬等。

＊除了蛋黃之外，美乃滋也含有豐富的熱量

蛋黃含量較多的美乃滋，當然也含有大量的膽固醇。具有提高血中膽固醇值的作用。

依廠牌不同，膽固醇含量也有差距。大體而言，市售美乃滋整體量的六十～七十％都是植物油所構成的，其中所含的不飽和脂肪酸具有降低膽固醇的作用，正負效果相抵。目前市面上有販賣低熱量、低膽固醇的美乃滋，可以選購利用。

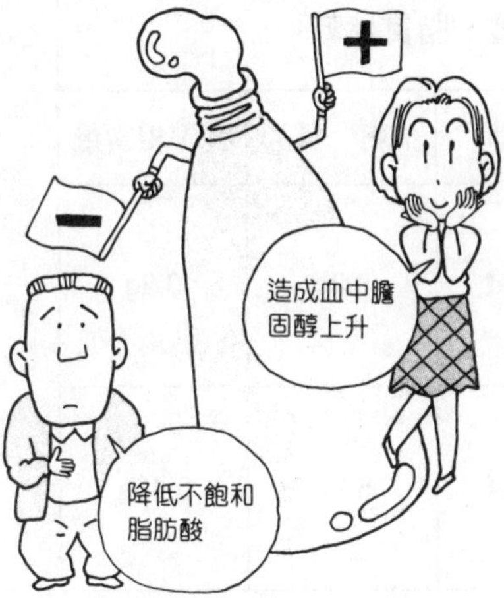

美乃滋與醬汁的熱量、脂質比較			
	熱　量	脂　質	食鹽相當量
美乃滋（全蛋型）　1 大匙	78kcaℓ	8.3g	0.2g
法式醬汁　1 大匙	57kcaℓ	5.9g	0.42g

（可食部100g中・科學技術廳資源調查會編『五訂日本食品標準成分表』製作而成）

㊟利用醬汁代替美乃滋

膽固醇值較高的人，必須要注意蛋類食品，使用美乃滋時更要注意。

上列之表是美乃滋與醬汁的食品成分表，兩者相比，美乃滋的熱量與脂質都較高。

可以利用醬汁來取代美乃滋，或不要直接淋在沙拉上，可以盛入器皿中，與蔬菜一起端上餐桌，這樣就可以避免使用過量。

喜歡美乃滋的人可以加醋調拌，或是親手製作，藉此能夠減少蛋黃與油的用量。使用醬汁時，要避免鹽分攝取過多。

❶親手製作美乃滋

親手製作美乃滋，就可以調節蛋黃、沙拉油與食鹽的用量了。

材料（1人份）

蛋黃…1個、鹽…$\frac{2}{3}$小匙、胡椒…少許、沙拉油…1杯、醋…2・$\frac{1}{2}$匙、芥末醬$\frac{2}{3}$小匙

作　法

①蛋黃與芥末醬放入大碗中，加入鹽充分混合。

②慢慢加入沙拉油，用打蛋器充分攪拌混合。

③變成黏稠之後，加入少量的醋調勻，然後再用打蛋器充分混合。

④將沙拉油與醋交互加入其中，調整黏滑度。

＊採用原味優格與美乃滋2：1的比例做成醬汁，就能夠防止美乃滋使用過量

❶親手製作醬汁

也可以親手製作醬汁，加入洋蔥或冬蔥等蔬菜。

（份量為四人份）

無油醬汁	醋2大匙、鹽$\frac{1}{2}$小匙、高湯2大匙、洋蔥或荷蘭芹末適量
法式醬汁	沙拉油$1\frac{1}{3}$大匙、醋2大匙、鹽$\frac{1}{4}$小匙、胡椒少許
日式醬汁	沙拉油1大匙、醋2大匙、高湯1大匙、醬油2小匙
優格醬汁	沙拉油1大匙、醋1大匙、鹽$\frac{1}{3}$小匙、原味優格2大匙
梅子醬汁	沙拉油1大匙、醋2大匙、高湯1大匙、搗碎的低鹽醃鹹梅1個份

總膽固醇處理法12

一週只能夠吃一次西點與甜麵包類

西點與甜麵包類的材料為蛋、奶油與鮮奶油等。蛋中含有膽固醇，奶油和鮮奶油中則含有許多的飽和脂肪酸，會提高血中膽固醇值，必須要避免攝取過量。

⊛蛋糕與甜麵包充滿熱量

日式點心以醣類為主，西點的材料則為蛋、牛奶、鮮奶油、奶油與利口酒等。不僅脂肪較多，熱量也很高。

一個甜麵包相當於一小碗米飯的熱量（一六〇大卡）。一週只能夠吃一次，或以吐司麵包、握壽司等代替。

⊛每天吃西點的人要事先擬定目標

認為「並沒有吃很多肉、蛋和鮮奶油，但是血中膽固醇值較高」的人之中，有些人每天吃西點或甜麵包。尤其是習慣每天吃西點的人，必須要調整為只吃小塊蛋糕或奶油較少的蛋糕。也可以第一天吃日式點心，第二天改吃西點。擬定目標，循序漸進。

＊使用脫脂奶粉與蛋白親手製作蛋糕

植物性脂肪比動物性脂肪更好，不過，有些植物性脂肪也會使得血中膽固醇值上升。像蛋糕或餅乾等點心材料中所使用的可可油與椰子油，就是其代表。

改變吃點心的方法

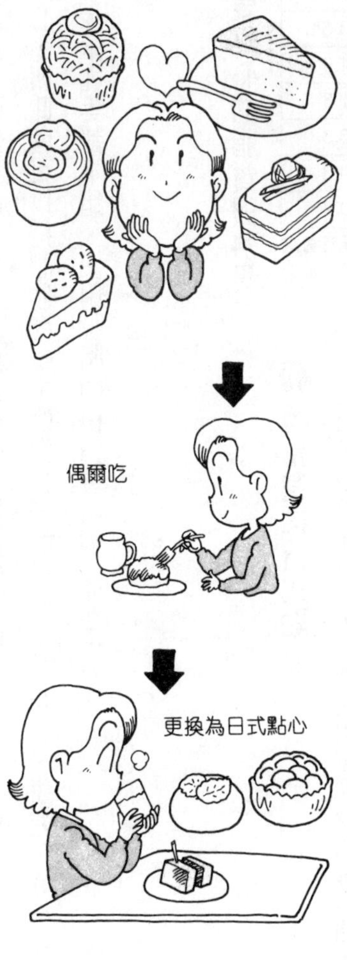

每天必須吃點心的人，為避免攝取過多的脂質與醣類，最理想的方法就是親手製作點心，藉此就可以控制砂糖、牛奶與蛋等的攝取量。布丁、餅乾、煮小紅豆、可可、蛋蜜乳等都不錯，使用脫脂奶粉與蛋白製作非常方便。

主要點心的脂質與熱量

	熱量(kcaℓ)	脂質(g)
鳳梨派	304	17.5
牛奶雞蛋布丁	126	5.0
奶油泡芙	245	13.6
蛋糕	244	14.0
甜甜圈	375	11.8
紅豆麵包	280	5.3
奶油麵包	305	10.3
丹麥麵包	396	20.7

（可食部100g中・科學技術廳資源調查會編『五訂日本食品標準成分表』製作而成）

盡量選擇日式點心

對於想吃甜食的人而言，限制砂糖的確是痛苦的事情。結果，可能會因為焦躁而大吃大喝，造成反效果。在不會增加整體攝取熱量的範圍內，偶爾吃一些倒是無妨。

想吃點心時，與其吃西點還不如選擇日式點心。西點中的砂糖、奶油、鮮奶油、蛋等醣類和脂肪較多。而日式點心幾乎不含動物性油脂，同時可以吃到含有豐富植物性蛋白質的小紅豆等，優點很多。

注意冰淇淋中的棕櫚油和椰子油

冰淇淋中含有棕櫚油和椰子油。雖然都是植物性油脂，但是，卻具有使得膽固醇值上升的強大作用。要注意。

⊛冰淇淋中含有豐富的膽固醇

香草冰淇淋（高脂肪）一千g中，含有三十二mg的膽固醇。普通杯冰淇淋（普通脂肪）為五十三mg，相當於牛肉的平均膽固醇值。除了注意肉、蝦、蟹與蛋的膽固醇之外，也不要忽略了冰淇淋。

冰淇淋中之所以含有高膽固醇，是因為使用椰子油為材料。在冰淇淋材料中加入椰子油，放入冰箱內冰四次，直到產生黏性為止，就變成冰淇淋獨特的半固體狀態。

雖然椰子油是植物性油脂，但是，卻含有強力增加膽固醇作用的飽和脂肪酸**豆蔻酸**。

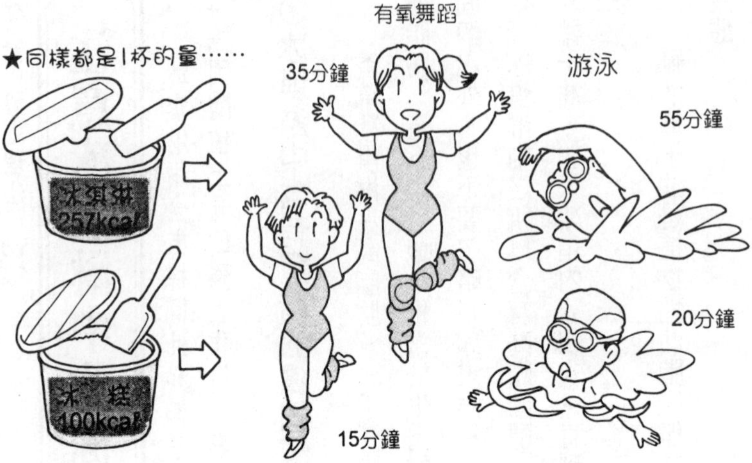

冰淇淋也使用牛奶、蛋與砂糖等，這些成分不僅熱量高，添加物也很多。膽固醇值較高的人要控制攝取量。

＊用冰糕代替冰淇淋以減少熱量

一四五毫升的冰淇淋，其熱量為二五七大卡，若換成等量的冰糕時，熱量會減少為一半以下，只剩下一百大卡。

以運動量來換算，要消耗掉二五七大卡的熱量，則體重五十二kg的人，要做有氧舞蹈三十五分鐘、游泳五十五分鐘。而吃下等量，卻有一百大卡熱量的冰糕時，只要做有氧舞蹈十五分鐘、游泳二十分鐘就足夠了。兩者的差距懸殊。

真的很想吃冰點時，可以選擇冰糕，

❗不用蛋黃製作的抹茶冰淇淋

材料（5~6人份）

牛奶（1瓶）…180cc、鮮奶油…180cc、砂糖…120g、明膠粉…2小匙、水…2大匙、抹茶粉…1小匙、砂糖…2小匙

作　法

①明膠中加入適量的水使其柔軟。
②煮牛奶與鮮奶油，煮滾之前離火。
③在分量的砂糖中加入抹茶，然後再加入①充分混合，慢慢的加入②之後過濾。
④在③充分冷卻後，移入金屬製的大碗中，放入冷凍庫冷凍。
⑤凝固後充分混合，再放入冷凍庫中。

也可以親手製作冰糕或冰淇淋。

豆蔻酸……

在飽和脂肪酸中，豆蔻酸與棕櫚酸都具有增加膽固醇的作用，尤其豆蔻酸的作用最強，大量存在於從南方植物中所取得的椰子油和椰子中。

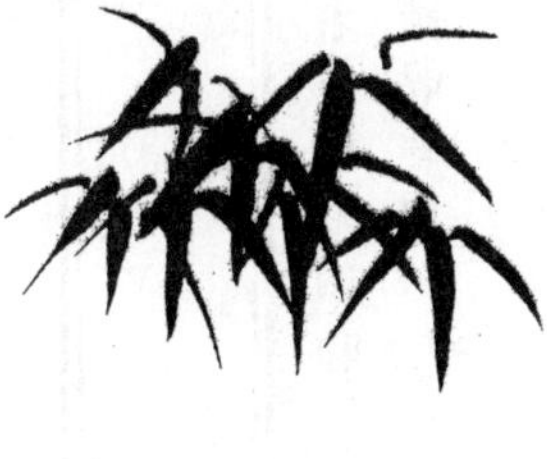

總膽固醇處理法 14

二天吃一次魚

魚類和肉類相比，魚類的熱量較低，含有較多的n－3系多元不飽和脂肪酸，具有減少血中中性脂肪或血糖的作用，所以應該要多攝取魚類。

⊛魚類能夠降低膽固醇或中性脂肪

雖然魚類的脂肪為動物性脂肪，但是，與肉類的脂肪不同，不會造成膽固醇值上升。尤其魚類中含量較多n－3系多元不飽和脂肪酸的EPA（二十碳五烯酸）與DHA（二十二酸六烯酸），能夠減少膽固醇或中性脂肪，也有助於預防心肌梗塞或狹心症等心臟病。

鯖魚、秋刀魚、鰤魚、竹筴魚、鯡魚等青色魚中，含有豐富的牛磺酸，有助於預防高血壓、動脈硬化、肝臟障礙與視力障礙等。

此外，魚類也是維他命與礦物質的寶庫，含有豐富的優質蛋白質，是非常理想的營養食品。

⊛魚能預防腦梗塞與心肌梗塞

含有豐富的ＥＰＡ、ＤＨＡ、牛磺酸的是青色魚，而並不是白肉魚。有助於改善腦梗塞或心肌梗塞的魚類，包括沙丁魚、秋刀魚、竹筴魚、鯖魚、鰹魚、鮪魚與鰤魚等。其中，沙丁魚與秋刀魚在盛產的秋季時油脂肥厚，當天捕撈的魚其脂肪酸（ＥＰＡ、ＤＨＡ）增加許多，效果更好。

可以每天吃魚。愛吃肉的人最初以二天吃一次為主，再逐漸轉變為吃魚比吃肉的次數更多，這才是理想的做法。

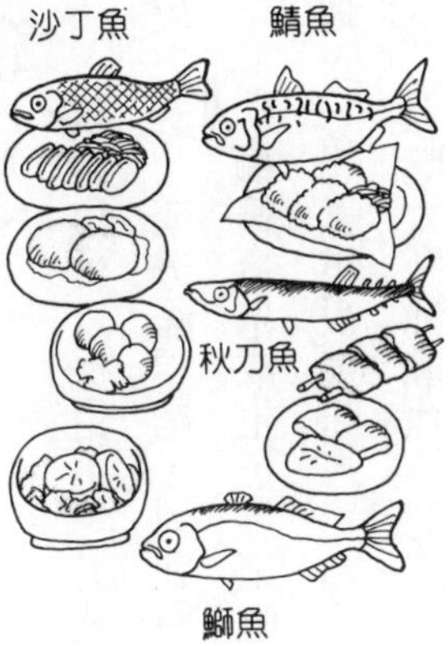

⊛高明攝取各種魚類的營養

新鮮的沙丁魚可以做成生魚片。除了魚片之外，也可以做成魚堡。整條曬乾的沙丁魚或是成串的沙丁魚乾，可以連皮一起吃下，營養成分很高。

以油炸方式處理鯖魚，較不容易損失ＥＰＡ

與DHA。

秋刀魚可以採用燒烤方式，如果用鐵絲網烤將會喪失甜美的脂肪，可以使用蒲燒方式，或去除頭尾，只利用魚身的煮魚方式較為營養。

幼鰤適合做成生魚片來吃。鰤魚也可以利用照燒方式或做成火鍋料。和「白蘿蔔」一起煮也很美味。

但吃太多醃鹹魚、海膽、燻製品或魚乾等，會導致鹽分攝取過多，要注意。

●EPA（二十碳五烯酸）……………………

是沙丁魚、秋刀魚與鮪魚等青色魚的脂肪中含量較多的脂肪酸。有助於預防心肌梗塞或腦梗塞等血管系統疾病，同時具有減少壞膽固醇的作用。可食部一〇〇g中含量較多的魚，包括鮪魚、遠東沙腦魚、鯖魚、鰤魚和秋刀魚等。

●DHA（二十二碳六烯酸）……………………

竹筴魚、鯖魚、沙丁魚等青色魚中含有量較多的脂肪酸。有助於活化腦部，促進血液循環，改善過敏症狀。在魚眼睛後方的脂肪或鮪魚肥肉中含量較多。含量特別多的魚，依序為鮪魚、鰤魚、鯖魚、秋刀魚和鰻魚。

■牛磺酸……

氨基酸的一種。能夠減少血中膽固醇，強化肝臟的解毒能力，改善心律不整，保持血壓正常。能夠從體內活化臟器。含量較多的魚，依序為鰹魚、鰤魚、赤鯮、竹筴魚與嘉鱲等。

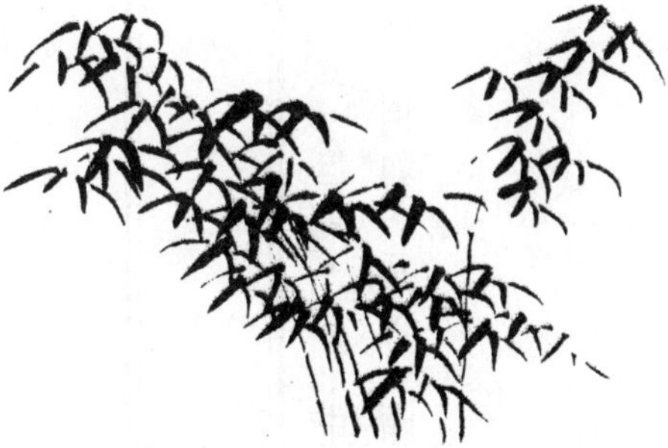

水果不要吃太多

雖然水果能夠抑制動脈硬化的進行，也能夠預防腦梗塞，但是，水果中含有豐富的果糖，攝取過多會導致熱量過剩。一天吃一次，例如，蘋果一顆或橘子二顆以內。

＊雖然是維他命的寶庫，卻含有豐富的果糖

水果與蔬菜，同樣都含有豐富的維他命C，藉由抗氧化作用，能夠防止動脈硬化，因此每天都要攝取。

不過，水果中含有豐富的果糖，與澱粉相比，會迅速的被吸收，也會使得血清三酸甘油酯上升。

三酸甘油酯血症、高血糖與肥胖的人，一天只能夠攝取一百g，不宜吃太多。

尤其像香蕉、柿子、葡萄等醣類含量較多的水果，要盡量少吃。

＊草莓與柑橘類中維他命C的含量特別豐富

維他命C含量特別豐富的水果，包括草莓、甜柿、臍橙、葡萄柚、夏橙、八朔橘、哈蜜瓜與奇異果等。

就營養面而言，柑橘類的確營養豐富，但是含有較多的碳水化合物，因此，盡量不要添加砂糖或蜂蜜，直接吃較為理想。

也可以榨汁飲用或將皮製成

水果的維他命、碳水化合物比較表		
	碳水化合物(g)	維他命C(mg)
草莓	8.5	62
無花果	14.3	2
伊予橘	11.8	35
柑橘	12	32
橘子	9.8	40
葡萄柚	9.6	36
夏橙	10	38
八朔橘	11.5	40
柿子	15.9	70
奇異果	13.5	69
西瓜	9.5	10
梨子	11.3	3
鳳梨	13.4	27
香蕉	22.5	16
枇杷	10.6	5
葡萄	15.7	2
哈蜜瓜	10.3	18
桃子	10.2	8
蘋果	14.6	4
檸檬	12.5	100
芒果	16.9	20

（可食部100g中．科學技術廳資源調查會編『五訂日本食品標準成分表』製作而成）

果醬。市售的果汁與果醬糖分太高。

葡萄乾、杏乾、水果罐頭等的營養價流失，這與將水果製成點心的情況相同。

簡便果汁

●奇異果蘋果汁

材料（2人份）

奇異果…100g、
蘋果…100g、
水…1杯、
砂糖…$1\frac{1}{3}$大匙

作　法

①奇異果去皮，切成一口大小。
②蘋果去皮與芯，切成一口大小。
③混合奇異果、蘋果、水與砂糖，放入果汁機攪拌即可。

●草莓豆漿雪克

材料（2人份）

草莓…20個、豆漿…$1\frac{1}{2}$杯、
蜂蜜…２大匙、檸檬汁…１小匙、
冰塊…適量

作　法

①草莓去蒂、洗淨。
②草莓、豆漿與蜂蜜放入果汁機中攪拌。
③飲用前加入檸檬汁。

＊想要喝冰品時可以加入冰塊。如果是利用甜度足夠的當季草莓，就不要加入蜂蜜。

柑橘類的薄皮部分價值很高

包住柑橘類果肉的薄皮部分，含有大量的非溶性食物纖維，有助於減少血栓的生成，適合中性脂肪較多的人攝取。不過熱量很高，必須要適量攝取。

總膽固醇處理法16

享受喝酒之樂　一週設定一～二次休肝日

飲酒過度除了會使得血壓上升之外，也會導致熱量過剩，造成血中中性脂肪與血糖增加。尤其啤酒會造成嘌呤體增加，血中尿酸值較高的人要注意。

＊依喝法的不同影響也不同。適量飲酒最重要

酒喝得太多會影響健康。不過，適量的飲酒能夠增進食慾，促進血液循環、消除壓力，同時能夠增加好的ＨＤＬ－膽固醇。

但是，飲酒過度或突然大量的飲酒，會造成中性脂肪增加，ＨＤＬ－膽固醇減少，ＬＤＬ－膽固醇增加。長期持續大量飲酒時，肝臟無法處理掉的脂肪會積存下來，變成脂肪肝。

喝酒必須要遵守適量的原則。標準是一天清酒一八〇mℓ或啤酒一大瓶（三五〇mℓ罐裝啤酒二瓶弱）、威士忌雙份一杯（六十mℓ）、燒酒原液七分滿一杯、葡萄酒為一八〇cc左右。

超過以上的標準時，第二天就不要再喝酒。一週設定一～二天不喝酒的休肝日。

⊛稍微喝一杯就會造成熱量過多

酒的原料是麥和米，熱量非常高，相當於一小碗飯（一六〇大卡）的熱量。以酒來換算，清酒一合份一八〇mℓ、啤酒五分之四中瓶四〇〇mℓ、葡萄酒二二〇mℓ。即使遵守適當的酒量，但是喝下這些酒，就等於吃下一碗飯，再加上下酒菜大都是高熱量或油膩的食物，所以，更會造成不良的影響。

⊛適量飲酒有助於抑制動脈硬化

根據飲酒量與心臟病死亡率的相關調查顯示，每天適量飲酒的人與完全不喝酒的人相比，因為心臟病而死亡的比率較低。至於心臟病以外的疾病，則死亡率以喝很多酒和完全不喝酒的人為最高，中間的適量飲酒群則最低。

⊛需要服藥的人節酒還不夠，必須要戒酒

因為高度的高血壓等而需要服藥的人，沒有所謂喝酒的標準量，必須要徹底的

戒酒。

對於習慣喝酒的人而言，突然不喝或抑制酒量的確很痛苦，可以慢慢的增加休肝日。例如，一開始是喝酒的隔天禁酒，然後再慢慢的增加不喝酒的日子。

酒的熱量比較		
清酒（純米酒）	1合（180mℓ）為止	185kcaℓ
啤酒（淡色）	中瓶1瓶（500mℓ）	200kcaℓ
啤酒（淡色）	罐裝啤酒（350mℓ）	140kcaℓ
葡萄酒(白、紅)	1杯(120mℓ)	88kcaℓ
燒酒（甲類）	1合（180mℓ）	371kcaℓ
威士忌	單份1杯（30mℓ）	71kcaℓ

（資料：科學技術廳資源調查會編『五訂日本食品標準成分表』）

❗貝類有助於強化肝臟

貝類能夠保護肝臟，適合當成下酒菜。

貝類中含有豐富的維他命B_{12}，能夠提高造血作用，同時也是提升肝功能不可或缺的營養素。與維他命C不同的是它耐熱，可以做成味噌湯來喝。

❗肝臟負責處理酒精

胃腸吸收的酒精，由肝臟負責分解處理，每一次的處理量有限，剩餘的則在血液中循環，等待被處理。

肝臟處理酒精的能力，一合清酒約為三小時。肝臟會持續工作，直到將所有的酒精都處理完畢。

總膽固醇處理法17

不要每天吃點心或消夜

點心或消夜是造成熱量過剩的一大原因。要避免囤積點心或杯麵等，杜絕吃點心或消夜的習慣。

⊛點心與消夜含有大量的熱量

肥胖與血中膽固醇的關係密切。肥胖的最大原因，就是吃得過多，導致熱量過剩。即使一次的飲食量適量，但如果習慣吃點心或消夜，就會導致熱量攝取過剩。吃點心或消夜的習慣包含數種形態。其中一種就是「愛吃點心」的人。從下午茶時間到晚餐後，邊聊天邊吃甜食，或邊看電視邊吃點心。但是，點心或零食幾乎都是高熱量食品。

以熱量比西點稍低的饅頭為例，一個饅頭的熱量大約為一五〇大卡，相當於一碗飯的熱量，需要步行三十分鐘才能消耗掉。

生活不規律或經常熬夜的人，較容易養成吃消夜的習慣。食物內容大都是泡麵

點心、消夜熱量表	
紅豆麵包	280kcal
奶油麵包	305kcal
果醬麵包	297kcal
油酥餅	465kcal
餅乾（心形）	432kcal
牛奶糖	433kcal
果汁軟糖	326kcal
巧克力（牛奶）	557kcal
月餅	357kcal
玉米片	526kcal
洋芋片	554kcal
長條形蛋糕	319kcal
紅豆餡餅	235kcal
銅鑼燒	284kcal
蒸饅頭	261kcal
丸子串	201kcal
紅豆糯米餅	285kcal
炸年糕	381kcal
鬆餅	261kcal
握壽司	179kcal

（可食部100g中・科學技術廳資源調查會編『五訂日本食品標準成分表』製作而成）

或茶泡飯等高熱量食品。

㊟規律正常的吃一天三餐，每餐吃七分飽

如果一餐不吃，則下一餐所攝取的營養，其熱量的吸收速度會比一天正常的吃三餐來得更快。

同時，一餐不吃，會產生飢餓感，到了下一餐會吃下更多的食物。從抑制中性脂肪這一點來看，這種飲食生活容易造成反效果。

肥胖的人有吃太快而導致進食太多的傾向。養成細嚼慢嚥、吃七分飽的習慣，就能產生很好的效果。

不要偏食或吃太快，也不要邊做事邊吃東西或暴飲暴食，這樣就能夠改善吃太多的飲食習慣。

❗用餐時間規律

規律正常的攝取三餐，就能夠去除吃消夜或點心的習慣。例如，七點吃早餐、十二點吃午餐、晚上七點吃晚餐，培養身體的規律。雖然有時可能受到工作等狀況的影響，但還是要

盡量養成規律。

點心或消夜選擇低熱量食品

飢餓時可以吃些點心，但要，盡量減少甜食與點心的量，最好以水果、牛奶或優格來代替，攝取一五〇大卡的熱量。晚餐後的點心則要減少為一〇〇大卡以下。

晚上八點以後不要再吃東西。真的想吃時，最好選擇涼粉或納豆等低熱量食品。

較晚吃晚餐時，可以提早攝取一些點心

因為加班或工作地點遙遠等因素而較晚回家的人，如果午餐後沒有吃任何東西而很晚才吃晚餐，則由於肚子餓，因此會吃得過多。

最好在晚餐前吃些握壽司或麵等搭配生菜沙拉的食物，回家後就不要再吃主食，只要吃一些菜即可。

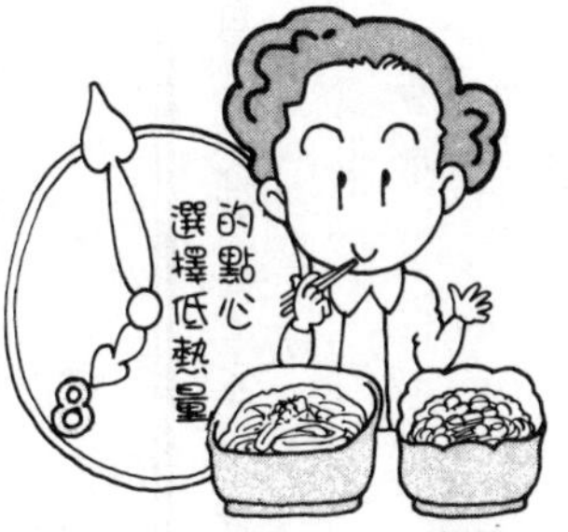

總膽固醇處理法 18

高明的選擇外食菜單

在日常的飲食生活中，較容易忽略的是「外食」。自己必須要事先掌握飲食方針與食物的限制。外食至多一天一次。

＊避免吃得太快，攝取均衡的營養

最理想的方法，就是正確的管理一天三餐。上班族的人中午吃親手製作的便當最為理想。無法辦到的人，則可以花點工夫巧妙的攝取外食。

一天的飲食生活必須要維持均衡的營養。午餐外食不足的部分，可以利用早、晚餐來補充。

外食容易缺乏蔬菜，因此，早、晚餐要多吃一些蔬菜，避免穀類與甜食。即使是營養均衡的料理，但如果沒有時間充分咀嚼而狼吞虎嚥，那也無益。要避開擁擠的商店或時間帶，多花一點時間慢慢的用餐。同時，要製造一個能夠讓自己放鬆心情來用餐的環境。

✻斟酌蓋飯的量，留下麵湯

挑選菜單時，要考慮膽固醇與熱量的問題。日式食品比西式食品更好。不過，日式蓋飯的口味較重，容易吃下太多的飯，也容易攝取過多的鹽分。最好吃沒有淋汁部分的飯，並且剩下半量的飯。

外食的熱量比較表	
雞肉雞蛋蓋飯	620kcaℓ
炸豬排蓋飯	795kcaℓ
炸蝦蓋飯	580kcaℓ
金鎗魚大碗飯	470kcaℓ
什錦飯	618kcaℓ
握壽司	495kcaℓ
咖哩飯	755kcaℓ
肉丁洋蔥飯蓋飯	710kcaℓ
雞肉什錦飯	652kcaℓ
焗海鮮	760kcaℓ
中式蓋飯	775kcaℓ
炒飯	740kcaℓ
鍋燒烏龍麵	590kcaℓ
義大利肉醬麵	680kcaℓ
焗通心粉	743kcaℓ
拉麵	460kcaℓ
什錦蕎麥麵	710kcaℓ
炒麵	890kcaℓ

壽司方面，如果是海苔捲，則會吃下太多的飯，握壽司則會沾過多的醬油。瘦肉鮪魚和白肉魚較好。肥的鮪魚、鱈魚、花枝、鹽醃鮭魚子、蝦與海膽等含有較多的膽固醇，要控制攝取量。

吃麵時，選擇菜碼較多的鍋燒烏龍麵或什錦麵等較為理想，並且留下湯汁不喝。

魚類料理可以使用生魚片或烤魚，肉要使用雞肉。避免煮魚（紅燒魚）、紅燒肉與肝臟料理等。定食所附的醬菜留下不吃。

燉牛肉或咖哩飯等西餐含有較多的動物性脂肪，最好少吃。義大利麵與焗菜等則屬於高熱量食，同時含有較多的動物性脂肪及鹽分，也要避免。吃油炸菜時，可以選擇炸里肌肉、竹筴魚與炸雞等低脂素材。有關肉類料理，則與其選擇漢堡，不如選擇可以自行去除脂肪的煎豬肉較好。

中式料理中使用許多的動物性脂肪。肉類以雞肉為主，盡量避免點拉麵、炒麵或中式蓋飯等。

⊛咖啡中不要加入太多的砂糖與奶精

很多人會利用下午茶時間喝杯咖啡，放鬆一下心情。不過，一天只能夠喝五～

六杯濃咖啡。雖然咖啡不具熱量，但是，加入砂糖與奶精後，熱量就會變高。

與不喝咖啡的人相比，喝許多咖啡的人容易罹患心肌梗塞。此外，咖啡會促進血中膽固醇值增加。據說濾泡式咖啡較安全，不過詳情不得而知。

留下多餘的部分，補充不足的部分

外食的人，為了得到均衡的營養，必須要「留下多餘的部分」並「補充不足的部分」。

較鹹的佃煮菜或油分較多的肉要留下一半。藉著非外食的另外兩餐補充容易缺乏的蔬菜。利用果菜汁也是很好的方法。

使用市售的便當時要增加蔬菜

一般的市售便當，乍看之下好像是營養均衡的飲食，但事實上，配菜大都是脂肪較多的肉、煉製品與油炸菜等，要注意脂肪與鹽分攝取過多。同時，要補充容易缺乏的蔬菜類。

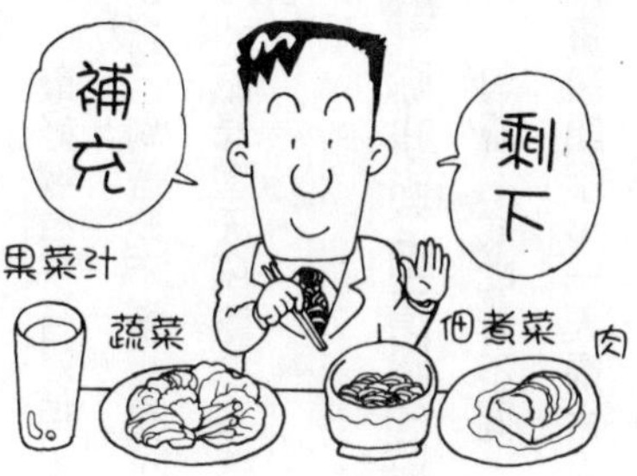

記住食品的標準量

最好擁有一台料理用磅秤，養成測量食品的習慣。只要平常勤於測量，外食時就可以知道自己到底吃下多少量，藉此較容易擬定外食計畫。

記錄當天所吃的東西，則不足與吃得過多的部分就能一目了然。

咖啡與血清膽固醇的關係

與濾泡式咖啡不同，在北歐地區流行萃取時間較長、萃取溫度較高的整壺燒的咖啡。根據實驗顯示，一天喝六～七杯，持續喝四週，結果血清膽固醇與ＬＤＬ－膽固醇增加。換言之，未使用濾網過濾的咖啡，含有許多會造成ＬＤＬ－膽固醇增加的物質。不過，我們平常所喝的濾泡式或即溶咖啡則沒有這個問題。

第5章

需要利用藥物治療時

一般療法持續幾個月仍然無效時就要考慮藥物療法

經由檢查而得知高血脂症的危險因子後，通常會進行以食物療法和運動療法為主的一般療法，因為沒有比無藥更好的良藥了。萬一無效時，就只好借助藥物了。

⊛至少需要進行半年的食物療法才能見效

如前所述，一般療法是以食物療法與運動療法為主。開始進行一般療法到出現效果為止，如果沒有動脈硬化的症狀，則大約需要在三～六個月的時間，有時甚至需要經過半年以上的時間才能見效。

一般療法與日常生活緊密結合，包括每天的飲食內容、調節攝取熱量、外食注意事項與本人的心態等，都需要花半年的時間來適應。

如果採取循序漸進的食物療法，則各階段的療法至少要持續進行二～三個月。每個月都要檢查血清脂質，調查反應。食物療法要長期持續才有效，絕不是「三分鐘熱度」。

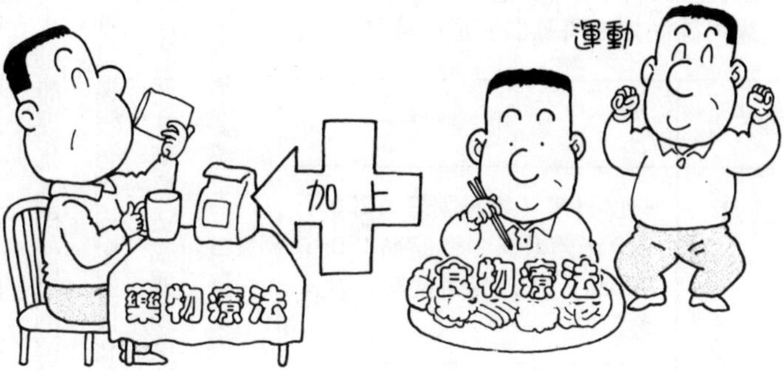

持續進行以食物療法為主的一般療法但依然無效時，就要借助藥物療法。

＊食物結合藥物治療

即使開始進行藥物療法，也不能夠停止食物療法與運動療法等一般療法。

不要完全更換為藥物療法，而要配合到目前為止所進行的一般療法，加入藥物療法。

光是依賴藥物，會使服藥量增加，迅速出現副作用。

！出現動脈硬化時要儘早服藥

決定治療方針的重要因素，就是患者是否有發生動脈硬化的危險性，以及程度有多嚴重。

患者出現動脈硬化症狀且危險因子（高血壓、吸菸、肥胖、糖尿病、高尿酸血症、運動不足、壓力性格等）較多時，就要儘早使用藥物，積極的防止動脈硬化。即使膽固醇值較低，但危險因子較多時，也必須要使用藥物療法。

就算還沒有到達動脈硬化的地步，但是總膽固醇值與中性脂肪值過高，必須要花較長的時間才能使食物療法或運動療法出現效果時，則為避免治療期間出現動脈硬化或其他的併發症，也必須要儘早採用藥物療法。

根據高血脂症的程度與危險因子併發數來考慮開始治療高血脂症的標準

治療方針	適用基準
生活指導	輕度異常（總膽固醇值220～240㎎／dℓ或中性脂肪150～200㎎／dℓ），未併發其他的危險因子
食物療法	●中度異常（總膽固醇值240～280㎎／dℓ或中性脂肪200～400㎎／dℓ），未併發其他的危險因子 ●輕度異常（總膽固醇值220～240㎎／dℓ或中性脂肪150～200㎎／dℓ），未併發其他的危險因子
藥物療法	●高度異常（總膽固醇值280㎎／dℓ以上或中性脂肪400㎎／dℓ），無論是否併發其他的危險因子 ●中度異常（總膽固醇值240～280㎎／dℓ或中性脂肪200～400㎎／dℓ），併發其他的一種危險因子 ●輕度異常（總膽固醇值220～240㎎／dℓ或中性脂肪150～200㎎／dℓ），併發其他的2種危險因子

COLUMN

使用膽固醇合成抑制劑

藥物的種類繁多。必須要配合症狀使用

症狀輕微時，可以使用效果較為緩和的藥物。異常度較高的患者，則必須要選擇強力、具有速效性的藥物。

目前經常使用的藥物如二〇七頁表所示，其中又以PRAVASTATIN、SYMBASTATIN、PROBUCOL、膽固醯胺（COLESTYRAMINE），以及FIBRATE類製劑或ＥＰＡ（EPADEL）與菸鹼酸製劑為代表。

在有助於降低膽固醇值的藥物中，PRAVASTATIN等STATIN類藥物的效果特別強。這些藥物能夠抑制肝臟合成膽固醇，促進膽固醇的處理，有助於減少血中ＬＤＬ-膽固醇。

簡便且效果極高的PRAVASTATIN

由日本研發，一九八九年上市的PRAVASTATIN（プラバスタチン）的效果極佳。依症狀的不同，一天服用一～二顆。因為方便，所以非常普及。根據媒體的報導，一九九三年的營業額甚至超過一千億圓。

現在一半以上的高血脂症治療藥都是這種藥物。

PRAVASTATIN的特徵是副作用較少，即使更換為食物療法而不再繼續服用，也不會出現反彈現象。

PRAVASTATIN或SYMBASTATIN，對於家族性高膽固醇血症的Ⅱａ型或家族性複合型高血脂症的Ⅱｂ型有效。有時後者可以併用能夠降低中性脂肪的CLOFIBRATE（降脂乙酯）類藥物或ＥＰＡ。

高血脂症的代表藥物一覽表

主要作用	主要藥物的一般名稱
抑制膽固醇的合成	還原酶抑制劑
促進 LDL 受體活性	●PRAVASTATIN ●SYMBASTATIN ●FURSTATIN
抑制 LDL 氧化	●PROBUCOL
抑制中性脂肪的合成	FIBRATE 類製劑 ●CLOFIBRATE ●CLONOFIBRATE ●SINFIBRATE ●FENOFIBRATE ●BEZAFIBRATE ＥＰＡ（EPADEL）
抑制會引起動脈硬化的脂蛋白	菸鹼酸製劑 ●NICOMOL（菸鹼酸環己醇酯） ●NICERITROL
抑制膽固醇的吸收	●γ穀維素（γORYZANOL） ●ISOSTEROL ●MELINAMIDE
促進LDL受體活性	陰離子交換樹脂 ●COLESTYRAMINE

傍晚服用——膽固醇是在夜晚製造出來的

使用降膽固醇藥物療法時，必須要遵照醫生的指示服用。

一般而言，大都是在傍晚服用膽固醇合成抑制劑，因為膽固醇是在夜晚製造出來的。

＊遵照醫生指示正確服藥

為了充分發揮藥效，進行藥物療法時，有關服用量與時間等，都要遵照醫生的指示來進行，不可任意增減藥量或更改服用時間。

一次忘記服用高血脂症藥物時，只要在下次服用平時的量就沒有問題了。發現忘記服藥而立刻服用，或下一次服用二次量等方法，都會出現強效，容易引起副作用。

因為細胞膜、荷爾蒙或膽汁酸的材料膽固醇，主要是在夜晚由身體的所有細胞製造，因此傍晚服藥最適當。

使用高血脂症的藥物

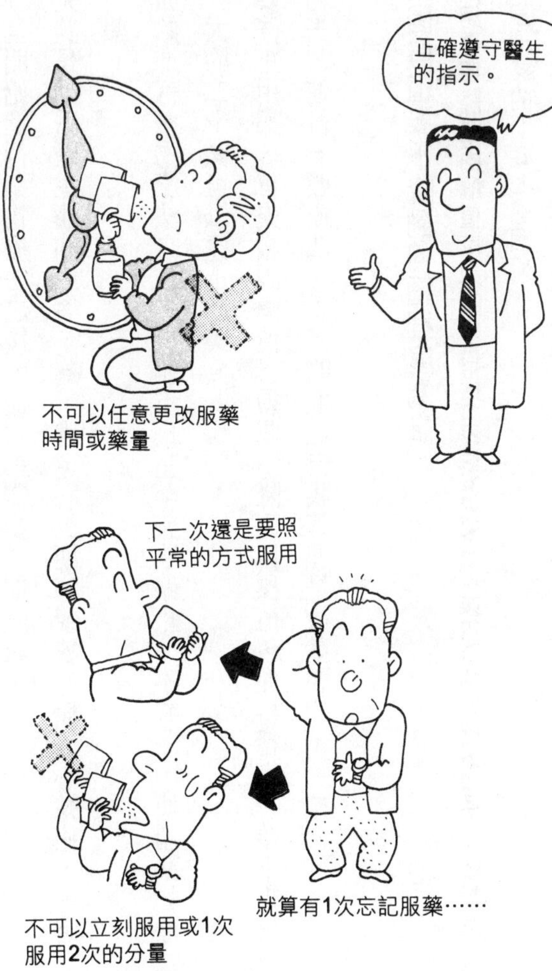
正確遵守醫生的指示。
不可以任意更改服藥時間或藥量
下一次還是要照平常的方式服用
就算有1次忘記服藥……
不可以立刻服用或1次服用2次的分量

㊟抱持與藥物長久和平相處的想法

一旦開始進行藥物療法之後，通常都需要長期服藥。

尤其是動脈硬化症的患者，為了避免心肌梗塞或狹心症等心臟病，有時必須要終生服藥。

開始進行藥物療法之後，也並不是完全無法停止。事實上，使用藥物療法的患者中，大約二十％可以停止用藥。

要停止用藥，首先膽固醇值必須要下降到目標值，保持穩定。接下來再以食物療法為主，進行一般療法。妥善的進行自我管理是最重要的。

❗膽固醇值要下降到何種程度為止

能夠發揮降膽固醇值威力的，包括PRAVASTATIN與SYMBASTATIN。能夠有效減少二十五～三十％的ＬＤＬ膽固醇。

膽固醇的目標值，依患者症狀的不同而有不同。只有高膽固醇血症而沒有其他危險因子等異常併發症的「Ａ項」患者，總膽固醇值應該在二二〇㎎／dℓ以下。

高血脂症加上併發任何一種危險因子（年齡、吸菸、肥胖、高血壓、耐糖力異常或糖尿病、有心肌梗塞的家族歷等）的「B項」患者，則必須要降到二〇〇mg／dℓ以下。高膽固醇血症加上已經出現心肌梗塞或狹心症的「C項」患者，必須要降到一八〇mg／dℓ以下。

始終無法達成治療目標值時

遲遲無法達成治療目標值時，有二種解決方法。

其一是將目前的藥量增加為二倍，另一個方法則是追加使用其他降膽固醇藥物。併用藥物後，觀察二～三個月，逐步朝治療目標值邁進。

最後A、B項的人到達二〇〇mg／dℓ以下、C項到達一八〇mg／dℓ以下的水準時，就可以確實防止冠狀動脈疾病的復發。

至於膽固醇值應該下降到何種程度為止，專家之間的見解各有不同。

為了早期發現副作用必須定期進行血液檢查

開始服藥後，為了確認藥物是否適合自己以及效果如何，因此，必須要定期前往醫院進行血液檢查。

開始服藥的三個月內，每個月要檢查一次。

⊛出現噁心、下痢、胃重等令人擔心的症狀時

開始進行藥物療法後，必須要併行食物療法與生活管理。同時，為了調查血清脂質與肝、腎功能、末梢血液、副作用與效果等，每個月要接受一次檢查。

開始服藥到第三個月為止，每個月檢查一次。然後每隔一個月或每三個月進行一次血液檢查，以便早期發現是否有副作用。

高血脂症藥物的副作用較少，不過，任何藥物多少都會有一些副作用，例如，出現身體倦怠、噁心、胃重、下痢等腸胃症狀，也可能會出現發疹、身體發燙等症狀。此外，肝臟可能會產生障礙，來自肌肉的酵素ＣＰＫ（肌酸激酶）增加，自覺症狀包括下痢、軟便與類似感冒的症狀等。

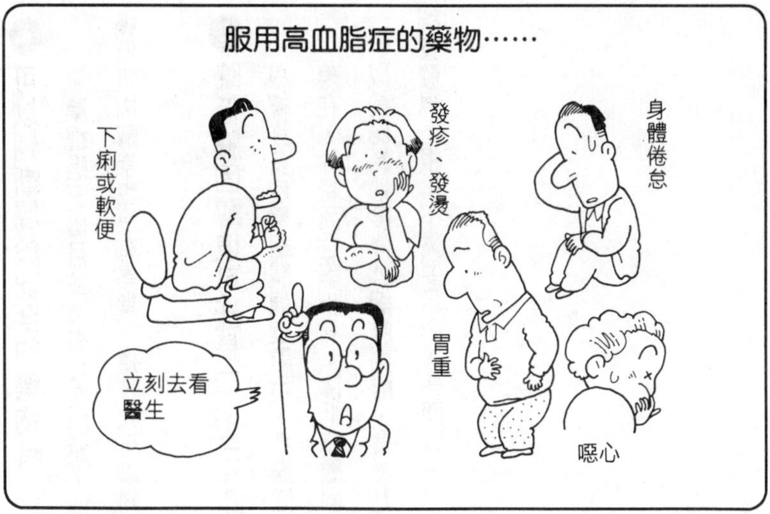
服用高血脂症的藥物……
下痢或軟便
發疹、發燙
身體倦怠
胃重
噁心
立刻去看醫生

出現以上症狀時，不要勉強忍耐或隨意自行診斷，必須要立刻去看醫生。

＊清楚說明病歷與服用的藥物

有時會發生藥物與體質不合的情形。如果以往曾經出現過敏症狀，則要告訴醫生，請醫生開更為安全的藥物。

有些患者除了罹患高血脂症之外，還有高血壓、糖尿病等併發症。

高血脂症的藥物，可能會影響這些疾病，或目前服用的藥物與即將使用的藥物重複，因此，要仔細說明以往的病歷與服用的藥物。

❗可以判斷屬於安全的藥物時

服藥經過三個月並沒有什麼問題，進行血液檢查，發現膽固醇與中性脂肪值下降，肝臟與肌肉酵素也沒有異常，這時就可以判斷所使用的藥物是安全的，可以持續進行治療。

❗降低膽固醇值可延長二～三年的壽命

根據許多疫學相關調查顯示，總膽固醇值降低為二〇〇mg／dℓ以下時，死亡率會減少。現在，從總死亡率來看，降低總膽固醇可以延長二～三年的壽命。

以前認為過度降低總膽固醇，會提升腦溢血或癌症的罹患率。不過，根據近年來的追蹤調查發現，根本不需要擔心這些問題。

藥物療法有助於預防高齡者的疾病復發

過去一旦發現高齡者罹患高血脂症時，就會討論藥物療法的有效性，但是，現在確認藥物有效，同時能夠有效的預防復發。

⊛老年人服用藥物也有效

北歐斯勘的納維亞半島的學者，針對六十歲以上的高血脂症患者進行調查，發現老年人經由藥物治療後，因動脈硬化而引起的疾病也會好轉。

以前曾經討論老年人服藥是否有效的話題。但是根據調查發現，藥物對於老年人的高血脂症的確有效。

因此，罹患高血脂症的老年人也要盡量降低膽固醇值，藉此能夠延後罹患狹心症或心肌梗塞的時間。

⊛治療高膽固醇血症，有助於預防冠狀動脈疾病

降低膽固醇值的手段包括飲食與藥物，只要降低膽固醇並維持數值，就可以對

降低高齡者的膽固醇值，可以得到冠狀動脈疾病的1次預防效果

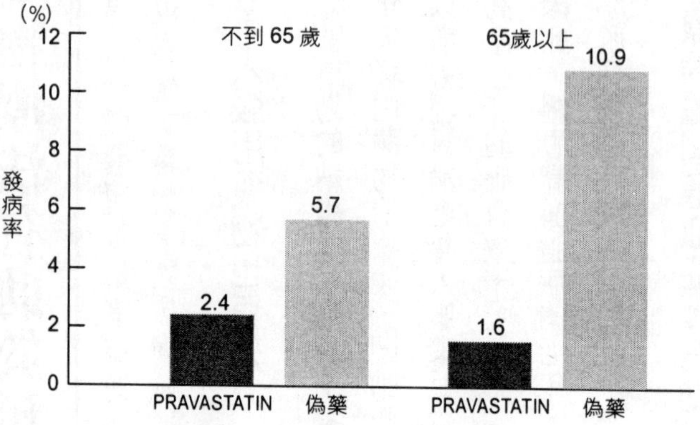

冠狀動脈疾病進行一次預防，而且已經確認具有二次預防效果，能夠預防復發。以六十五歲的高齡者為對象進行調查，充分證明一次與二次預防的效果。

因此，以往認為「高齡者罹患冠狀動脈疾病則無救」是錯誤的想法。醫生與患者都要相信這一點，積極的治療。

❗高血脂症的特別療法／最新療法

家族性高膽固醇血症中，ＬＤＬ－膽固醇的受體基因兩者都異常的同型接合型，會產生極大的抗藥力，因此很難治療，必須要進行「血漿交換」療法。

這是先將血液抽出體外，然後透過柱狀容器再度回到體內的方法。柱內放入只會吸附ＬＤＬ－膽

固醇的藥劑，去除充斥於血液中的ＬＤＬ－膽固醇。二週要進行一次。

目前在國內還不流行的「部分迴腸導管術」，就是切斷迴腸末端一公尺處，然後與橫結腸或升結腸相連的手術，藉此能夠抑制膽汁酸再度被吸收，促進膽固醇排出。

肥胖者可以進行這項手術，術後膽固醇的排出良好。根據報告顯示，可以減少三十％的膽固醇。

今後進行的治療，則是著重在肝臟移植與基因治療方面。基因治療的對象是先天缺乏ＬＤＬ－膽固醇受體的人。手術目的是將ＬＤＬ－膽固醇受體基因放入肝臟。

到目前為止，在美國已經出現十幾例基因治療報告。可惜術後只能維持三個月的有效期間，如果不反覆治療，過了這段期間後，則該基因會從肝臟消失，膽固醇值可能會再度上升，因此目前還在摸索階段。

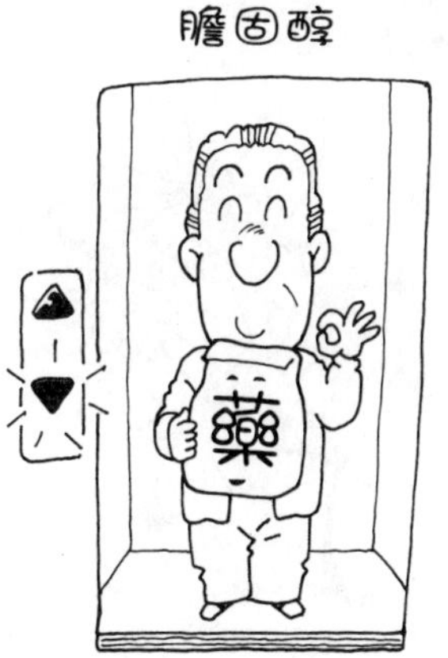

●作者介紹

奈良　昌治

足利紅十字醫院院長。從 1991 年開始擔任現職。為日本身體檢查學會理事長、慶應義塾大學醫學部內科客座教授，兼任日本醫院公會副會長等。是厚生勞動省健康評估檢討委員會主席，同時也負責編纂本書的基礎『健康評估手冊』。

中村　治雄

日本三越厚生事業團常務理事。曾任慶應義塾大學醫學部內科講師、東京慈惠會醫科大學青戶醫院內科副教授、防衛醫科大學教授等。從1998年開始擔任現職。

為膽固醇等脂質代謝異常所造成的心臟病研究的第一人者。曾獲頒日本營養糧食學會獎勵賞、三越醫學賞等。

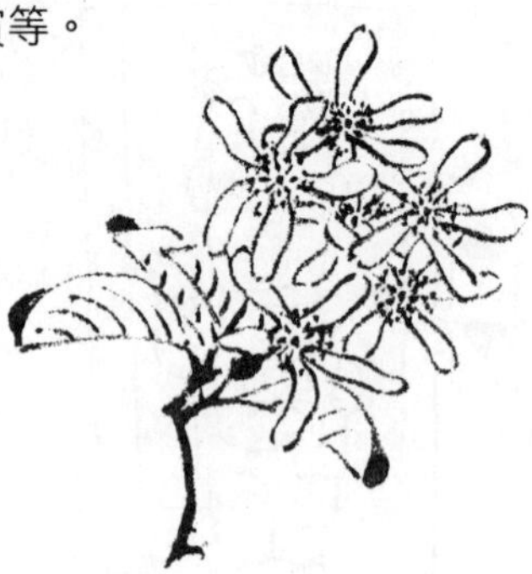

大展出版社有限公司 品冠文化出版社	圖書目錄
地址：台北市北投區(石牌) 致遠一路二段 12 巷 1 號 郵撥：01669551＜大展＞ 19346241＜品冠＞	電話：(02) 28236031 28236033 28233123 傳真：(02) 28272069

·少 年 偵 探·品冠編號 66

1.	怪盜二十面相	(精)	江戶川亂步著	特價 189 元
2.	少年偵探團	(精)	江戶川亂步著	特價 189 元
3.	妖怪博士	(精)	江戶川亂步著	特價 189 元
4.	大金塊	(精)	江戶川亂步著	特價 230 元
5.	青銅魔人	(精)	江戶川亂步著	特價 230 元
6.	地底魔術王	(精)	江戶川亂步著	特價 230 元
7.	透明怪人	(精)	江戶川亂步著	特價 230 元
8.	怪人四十面相	(精)	江戶川亂步著	特價 230 元
9.	宇宙怪人	(精)	江戶川亂步著	特價 230 元
10.	恐怖的鐵塔王國	(精)	江戶川亂步著	特價 230 元
11.	灰色巨人	(精)	江戶川亂步著	特價 230 元
12.	海底魔術師	(精)	江戶川亂步著	特價 230 元
13.	黃金豹	(精)	江戶川亂步著	特價 230 元
14.	魔法博士	(精)	江戶川亂步著	特價 230 元
15.	馬戲怪人	(精)	江戶川亂步著	特價 230 元
16.	魔人銅鑼	(精)	江戶川亂步著	特價 230 元
17.	魔法人偶	(精)	江戶川亂步著	特價 230 元
18.	奇面城的秘密	(精)	江戶川亂步著	特價 230 元
19.	夜光人	(精)	江戶川亂步著	特價 230 元
20.	塔上的魔術師	(精)	江戶川亂步著	特價 230 元
21.	鐵人Q	(精)	江戶川亂步著	特價 230 元
22.	假面恐怖王	(精)	江戶川亂步著	特價 230 元
23.	電人M	(精)	江戶川亂步著	特價 230 元
24.	二十面相的詛咒	(精)	江戶川亂步著	特價 230 元
25.	飛天二十面相	(精)	江戶川亂步著	特價 230 元
26.	黃金怪獸	(精)	江戶川亂步著	特價 230 元

·生 活 廣 場·品冠編號 61

1.	366 天誕生星	李芳黛譯	280 元
2.	366 天誕生花與誕生石	李芳黛譯	280 元
3.	科學命相	淺野八郎著	220 元

1.	脂肪肝四季飲食	蕭守貴著	200 元
2.	高血壓四季飲食	秦玖剛著	200 元
3.	慢性腎炎四季飲食	魏從強著	200 元
4.	高脂血症四季飲食	薛輝著	200 元
5.	慢性胃炎四季飲食	馬秉祥著	200 元
6.	糖尿病四季飲食	王耀獻著	200 元
7.	癌症四季飲食	李忠著	200 元

・彩色圖解保健・品冠編號 64

1.	瘦身	主婦之友社	300 元
2.	腰痛	主婦之友社	300 元
3.	肩膀痠痛	主婦之友社	300 元
4.	腰、膝、腳的疼痛	主婦之友社	300 元
5.	壓力、精神疲勞	主婦之友社	300 元
6.	眼睛疲勞、視力減退	主婦之友社	300 元

・心 想 事 成・品冠編號 65

1.	魔法愛情點心	結城莫拉著	120 元
2.	可愛手工飾品	結城莫拉著	120 元
3.	可愛打扮 & 髮型	結城莫拉著	120 元
4.	撲克牌算命	結城莫拉著	120 元

・熱 門 新 知・品冠編號 67

1.	圖解基因與 DNA	（精）	中原英臣 主編	230 元
2.	圖解人體的神奇	（精）	米山公啟 主編	230 元
3.	圖解腦與心的構造	（精）	永田和哉 主編	230 元
4.	圖解科學的神奇	（精）	鳥海光弘 主編	230 元
5.	圖解數學的神奇	（精）	柳 谷 晃 著	250 元
6.	圖解基因操作	（精）	海老原充 主編	230 元
7.	圖解後基因組	（精）	才園哲人 著	230 元

・法律專欄連載・大展編號 58

台大法學院　法律學系／策劃
法律服務社／編著

1.	別讓您的權利睡著了(1)	200 元
2.	別讓您的權利睡著了(2)	200 元

・武 術 特 輯・大展編號 10

1.	陳式太極拳入門	馮志強編著	180 元

2. 武式太極拳	郝少如編著	200 元
3. 練功十八法入門	蕭京凌編著	120 元
4. 教門長拳	蕭京凌編著	150 元
5. 跆拳道	蕭京凌編譯	180 元
6. 正傳合氣道	程曉鈴譯	200 元
~~7. 圖解雙節棍~~	~~陳銘遠著~~	~~150 元~~
8. 格鬥空手道	鄭旭旭編著	200 元
9. 實用跆拳道	陳國榮編著	200 元
10. 武術初學指南	李文英、解守德編著	250 元
11. 泰國拳	陳國榮著	180 元
12. 中國式摔跤	黃　斌編著	180 元
13. 太極劍入門	李德印編著	180 元
14. 太極拳運動	運動司編	250 元
15. 太極拳譜	清・王宗岳等著	280 元
16. 散手初學	冷　峰編著	200 元
17. 南拳	朱瑞琪編著	180 元
18. 吳式太極劍	王培生著	200 元
19. 太極拳健身與技擊	王培生著	250 元
20. 秘傳武當八卦掌	狄兆龍著	250 元
21. 太極拳論譚	沈　壽著	250 元
22. 陳式太極拳技擊法	馬　虹著	250 元
23. 二十四式 三十二式 太極 拳 劍	闞桂香著	180 元
24. 楊式秘傳 129 式太極長拳	張楚全著	280 元
25. 楊式太極拳架詳解	林炳堯著	280 元
26. 華佗五禽劍	劉時榮著	180 元
27. 太極拳基礎講座：基本功與簡化 24 式	李德印著	250 元
28. 武式太極拳精華	薛乃印著	200 元
29. 陳式太極拳拳理闡微	馬　虹著	350 元
30. 陳式太極拳體用全書	馬　虹著	400 元
31. 張三豐太極拳	陳占奎著	200 元
32. 中國太極推手	張　山主編	300 元
33. 48 式太極拳入門	門惠豐編著	220 元
34. 太極拳奇人奇功	嚴翰秀編著	250 元
35. 心意門秘籍	李新民編著	220 元
36. 三才門乾坤戊己功	王培生編著	220 元
37. 武式太極劍精華 +VCD	薛乃印編著	350 元
38. 楊式太極拳	傅鐘文演述	200 元
39. 陳式太極拳、劍 36 式	闞桂香編著	250 元
40. 正宗武式太極拳	薛乃印著	220 元
41. 杜元化＜太極拳正宗＞考析	王海洲等著	300 元
42. ＜珍貴版＞陳式太極拳	沈家楨著	280 元
43. 24 式太極拳＋VCD	中國國家體育總局著	350 元
44. 太極推手絕技	安在峰編著	250 元
45. 孫祿堂武學錄	孫祿堂著	300 元

4. 已知的他界科學	陳蒼杰譯	220 元
5. 開拓未來的他界科學	陳蒼杰譯	220 元
6. 世紀末變態心理犯罪檔案	沈永嘉譯	240 元
7. 366 天開運年鑑	林廷宇編著	230 元
8. 色彩學與你	野村順一著	230 元
9. 科學手相	淺野八郎著	230 元
10. 你也能成為戀愛高手	柯富陽編著	220 元
11. 血型與十二星座	許淑瑛編著	230 元
12. 動物測驗—人性現形	淺野八郎著	200 元
13. 愛情、幸福完全自測	淺野八郎著	200 元
14. 輕鬆攻佔女性	趙奕世編著	230 元
15. 解讀命運密碼	郭宗德著	200 元
16. 由客家了解亞洲	高木桂藏著	220 元

・女醫師系列・品冠編號 62

1. 子宮內膜症	國府田清子著	200 元
2. 子宮肌瘤	黑島淳子著	200 元
3. 上班女性的壓力症候群	池下育子著	200 元
4. 漏尿、尿失禁	中田真木著	200 元
5. 高齡生產	大鷹美子著	200 元
6. 子宮癌	上坊敏子著	200 元
7. 避孕	早乙女智子著	200 元
8. 不孕症	中村春根著	200 元
9. 生理痛與生理不順	堀口雅子著	200 元
10. 更年期	野末悅子著	200 元

・傳統民俗療法・品冠編號 63

1. 神奇刀療法	潘文雄著	200 元
2. 神奇拍打療法	安在峰著	200 元
3. 神奇拔罐療法	安在峰著	200 元
4. 神奇艾灸療法	安在峰著	200 元
5. 神奇貼敷療法	安在峰著	200 元
6. 神奇薰洗療法	安在峰著	200 元
7. 神奇耳穴療法	安在峰著	200 元
8. 神奇指針療法	安在峰著	200 元
9. 神奇藥酒療法	安在峰著	200 元
10. 神奇藥茶療法	安在峰著	200 元
11. 神奇推拿療法	張貴荷著	200 元
12. 神奇止痛療法	漆 浩 著	200 元

・常見病藥膳調養叢書・品冠編號 631

46. <珍貴本>陳式太極拳精選　馮志強著　280元
47. 武當趙保太極拳小架　鄭悟清傳授　250元
48. 太極拳習練知識問答　邱丕相主編　220元
49. 八法拳 八法槍　武世俊著　220元
50. 地趟拳＋VCD　張憲政著　350元
51. 四十八式太極拳＋VCD　楊 靜演示　400元
52. 三十二式太極劍＋VCD　楊 靜演示　350元
53. 隨曲就伸 中國太極拳名家對話錄　余功保著　300元
54. 陳式太極拳五動八法十三勢　闞桂香著　200元

・彩色圖解太極武術・大展編號 102

1. 太極功夫扇　李德印編著　220元
2. 武當太極劍　李德印編著　220元
3. 楊式太極劍　李德印編著　220元
4. 楊式太極刀　王志遠著　220元
5. 二十四式太極拳(楊式)＋VCD　李德印編著　350元
6. 三十二式太極劍(楊式)＋VCD　李德印編著　350元
7. 四十二式太極劍＋VCD　李德印編著
8. 四十二式太極拳＋VCD　李德印編著

・國際武術競賽套路・大展編號 103

1. 長拳　李巧玲執筆　220元
2. 劍術　程慧琨執筆　220元
3. 刀術　劉同為執筆　220元
4. 槍術　張躍寧執筆　220元
5. 棍術　殷玉柱執筆　220元

・簡化太極拳・大展編號 104

1. 陳式太極拳十三式　陳正雷編著　200元
2. 楊式太極拳十三式　楊振鐸編著　200元
3. 吳式太極拳十三式　李秉慈編著　200元
4. 武式太極拳十三式　喬松茂編著　200元
5. 孫式太極拳十三式　孫劍雲編著　200元
6. 趙堡式太極拳十三式　王海洲編著　200元

・中國當代太極拳名家名著・大展編號 106

1. 太極拳規範教程　李德印著　550元
2. 吳式太極拳詮真　王培生著　500元
3. 武式太極拳詮真　喬松茂著

國家圖書館出版品預行編目資料

膽固醇、中性脂肪健康診療／中村治雄、奈良昌治著；李久霖譯
－初版－臺北市，大展，民 93
面；21 公分－（健康加油站；10）
譯自：コレステロール・中性脂肪が高めですよと言われた人の本
ISBN 957-468-335-4（平裝）
1.膽固醇　2.高脂血症
415.33　93014768

KENSHIN DE CHOLESTEROL CHUSEI SHIBOU GA TAKAME DESUYO TO IWARETA HITO NO HON

Originally published in Japan in 2001 by HOUKEN Co., Ltd.
Chinese translation rights arranged through TOHAN CORPORATION, TOKYO.,
and Keio Cultural Enterprise Co., LTD.

版權仲介／京王文化事業有限公司

膽固醇、中性脂肪健康診療　ISBN 957-468-335-4

著 作 者／中村治雄、奈良昌治
譯　　者／李 久 霖
發 行 人／蔡 森 明
出 版 者／大展出版社有限公司
社　　址／台北市北投區（石牌）致遠一路 2 段 12 巷 1 號
電　　話／(02) 28236031・28236033・28233123
傳　　真／(02) 28272069
郵政劃撥／01669551
網　　址／www.dah-jaan.com.tw
E-mail／service@dah-jaan.com.tw
登 記 證／局版臺業字第 2171 號
承 印 者／國順文具印刷行
裝　　訂／協億印製廠股份有限公司
排 版 者／千兵企業有限公司
初版1刷／2004 年（民 93 年） 11月

定　價／200 元

●本書若有破損、缺頁敬請寄回本社更換●

大展好書　好書大展
品嘗好書　冠群可期

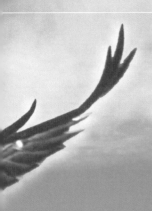

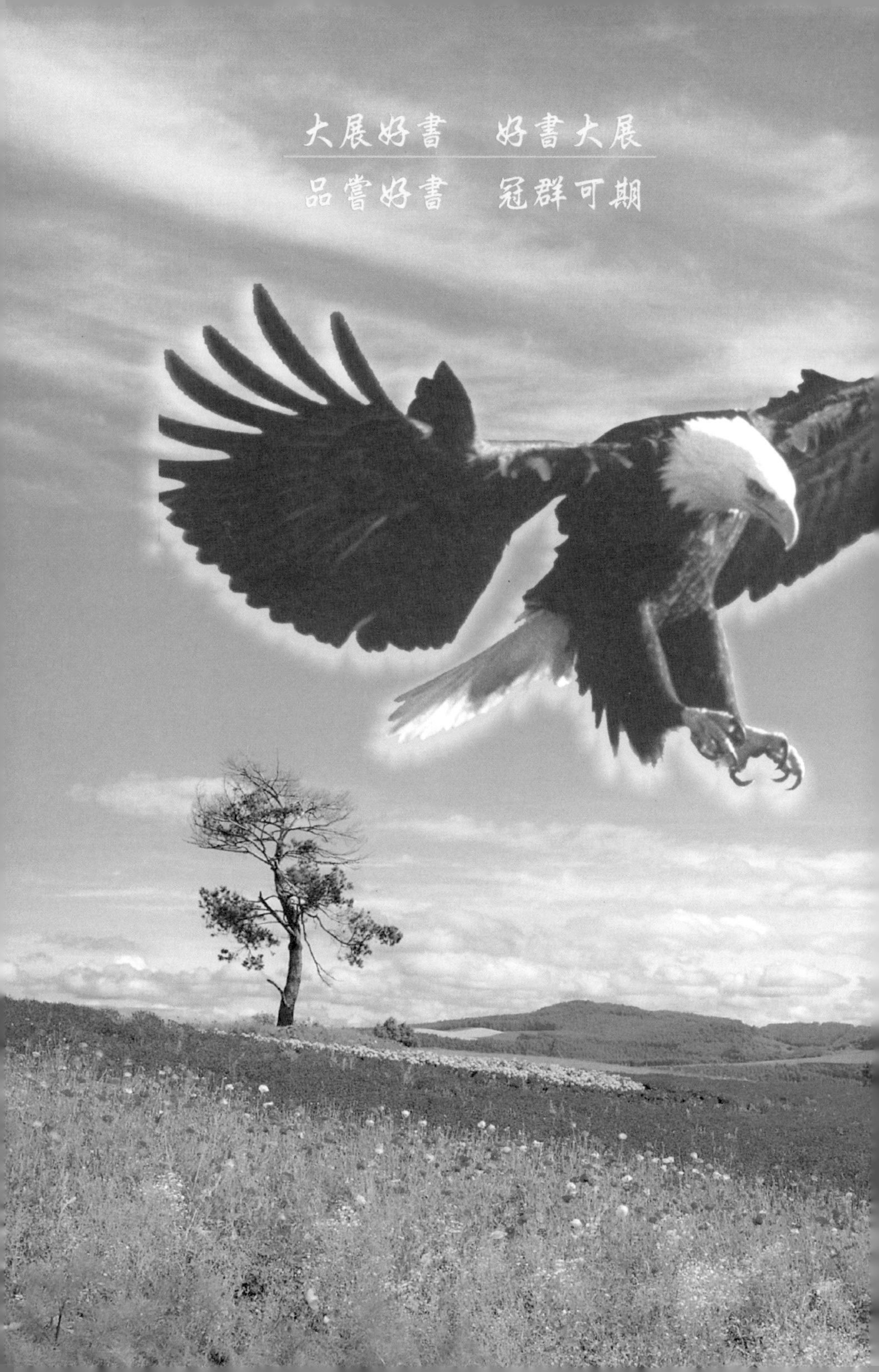
大展好書　好書大展
品嘗好書　冠群可期